# 创伤骨科诊治决策

## DECISION MAKING
## IN ORTHOPAEDIC TRAUMA

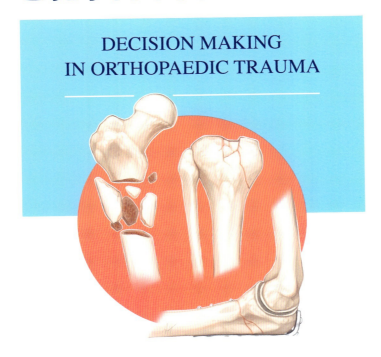

Meir T. Marmor 主编

张 伟 孙 辉 · 译

张长青 柴益民 · 审

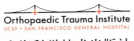
Orthopaedic Trauma Institute
UCSF + SAN FRANCISCO GENERAL HOSPITAL

上海科学技术出版社

谨以此书

献给为我无私奉献的爱妻和孩子们

献给未来受益的创伤患者

**图书在版编目(CIP)数据**

创伤骨科诊治决策 /（美）梅尔·马默
（Meir T. Marmor）主编；张伟，孙辉译. —上海：上
海科学技术出版社，2018.8
　ISBN 978-7-5478-3998-0

　I.①创⋯　II.①梅⋯　②张⋯　③孙⋯　III.①骨疾
病-诊疗　IV.①R68

　中国版本图书馆CIP数据核字 (2018) 第000000号

Copyright © 2017 of the original English language edition by The Regents of the University
of California. All Publishing Rights Property of Thieme Publishers, New York, USA.
Original title:
Decision Making in Orthopaedic Trauma by Meir T. Marmor

**创伤骨科诊治决策**

Meir T. Marmor　[主编]
张　伟　孙　辉　[译]
张长青　柴益民　[审]

上海世纪出版（集团）有限公司
上海科学技术出版社　出版、发行
（上海钦州南路71号　邮政编码200235　www.sstp.cn）
上海雅昌艺术印刷有限公司印刷
开本 787×1092　1/16　印张 11.75　插页 4
字数 300千字
2018年8月第1版　2018年8月第1次印刷
ISBN 978-7-5478-3998-0 / R·1615
定价：138.00元

本书如有缺页、错装或坏损等严重质量问题，请向工厂联系调换

# 内容提要

　　本书内容紧紧围绕创伤骨科领域里的常见疾病展开，总结、凝练了各种疾病的诊疗决策流程。首先，对骨科创伤中常见损伤类型及状况进行总结和归类；然后，按照解剖部位对各种骨折损伤进行描述；最后，对骨折损伤后常见后遗问题进行阐述。本书最大的特点是知识点涵盖全面、内容简洁、文字精炼，独具匠心地采用流程图的形式，针对不同的节点采用了不同形状和颜色的模块，同时配以大量的影像图、示意图和表格等。书末附有针对不同疾病推荐的影像检查、康复锻炼和支具固定方法等。

　　本书为临床骨科医师根据病情变化、疾病严重程度做出正确的诊疗选择提供了思路，适合骨科医师尤其是创伤骨科医师参阅。

# 致　谢

感谢创伤骨科研究所（OTI）、扎克伯格旧金山总医院及其创伤中心、圣何塞区域医疗中心和奇科恩洛医疗中心的同事们，是你们让我的日常工作如此愉悦，同时激励我编写这本书。

# 作者名单

**主编**

**Meir T. Marmor, MD**
Orthopaedic Trauma Institute
UCSF Department of Orthopaedic Surgery
Zuckerberg San Francisco General Hospital and
Trauma Center
San Francisco, California

**参编者**

**Richard Coughlin, MD, MSc**
Orthopaedic Trauma Institute
UCSF Department of Orthopaedic Surgery
Zuckerberg San Francisco General Hospital and
Trauma Center
San Francisco, California

**Aarti Deshpande, CPO**
Orthopaedic Trauma Institute
UCSF Department of Orthopaedic Surgery
Zuckerberg San Francisco General Hospital and
Trauma Center
San Francisco, California

**Harry Jergesen, MD**
Orthopaedic Trauma Institute
UCSF Department of Orthopaedic Surgery
Zuckerberg San Francisco General Hospital and
Trauma Center
San Francisco, California

**Utku Kandemir, MD**
Orthopaedic Trauma Institute
UCSF Department of Orthopaedic Surgery
Zuckerberg San Francisco General Hospital and
Trauma Center
San Francisco, California

**Jeremie Larouche, MD**
Orthopaedic Trauma Institute
UCSF Department of Orthopaedic Surgery
Zuckerberg San Francisco General Hospital and
Trauma Center
San Francisco, California

**Nicolas Lee, MD**
Orthopaedic Trauma Institute
UCSF Department of Orthopaedic Surgery
Zuckerberg San Francisco General Hospital and
Trauma Center
San Francisco, California

**Meir T. Marmor, MD**
Orthopaedic Trauma Institute
UCSF Department of Orthopaedic Surgery
Zuckerberg San Francisco General Hospital and
Trauma Center
San Francisco, California

**Amir Matityahu, MD**
Orthopaedic Trauma Institute
UCSF Department of Orthopaedic Surgery
Zuckerberg San Francisco General Hospital and
Trauma Center
San Francisco, California

**R. Trigg McClellan, MD**
Orthopaedic Trauma Institute
UCSF Department of Orthopaedic Surgery
Zuckerberg San Francisco General Hospital and
Trauma Center
San Francisco, California

**Eric Meinberg, MD**
Orthopaedic Trauma Institute
UCSF Department of Orthopaedic Surgery
Zuckerberg San Francisco General Hospital and
Trauma Center
San Francisco, California

**Ben Mellott, PT**
Physical Therapy Department
Zuckerberg San Francisco General Hospital and
Trauma Center
San Francisco, California

**Theodore Miclau, MD**
Orthopaedic Trauma Institute
UCSF Department of Orthopaedic Surgery
Zuckerberg San Francisco General Hospital and
Trauma Center
San Francisco, California

**Saam Morshed, MD, PhD**
Orthopaedic Trauma Institute
UCSF Department of Orthopaedic Surgery
Zuckerberg San Francisco General Hospital and
Trauma Center
San Francisco, California

**Masato Nagao, MD, PhD**
Orthopaedic Trauma Institute
UCSF Department of Orthopaedic Surgery
Zuckerberg San Francisco General Hospital and
Trauma Center
San Francisco, California

**Lisa Pascual, MD**
Orthopaedic Trauma Institute
UCSF Department of Orthopaedic Surgery
Zuckerberg San Francisco General Hospital and
Trauma Center
San Francisco, California

**Nicole Schroeder, MD**
Orthopaedic Trauma Institute
UCSF Department of Orthopaedic Surgery
Zuckerberg San Francisco General Hospital and
Trauma Center
San Francisco, California

**Dave Shearer, MD**
Orthopaedic Trauma Institute
UCSF Department of Orthopaedic Surgery
Zuckerberg San Francisco General Hospital and
Trauma Center
San Francisco, California

**Paul Toogood, MD**
Orthopaedic Trauma Institute
UCSF Department of Orthopaedic Surgery
Zuckerberg San Francisco General Hospital and
Trauma Center
San Francisco, California

**Rosanna Wustrack, MD**
Orthopaedic Trauma Institute
UCSF Department of Orthopaedic Surgery
Zuckerberg San Francisco General Hospital and
Trauma Center
San Francisco, California

# 中文版前言

在诊治创伤病患时如何决策,考验着每一位骨科医师。由于创伤患者的病情错综复杂,诊断和治疗方法抉择也随之千变万化。如果不经过经年累月的积累和反复实践,很难对骨科创伤的诊治形成清晰的思维脉络。

浩瀚书海中,不乏皇皇巨著,内容琳琅满目,让人应接不暇。但《创伤骨科诊治决策》(*Decision Making in Orthopaedic Trauma*) 一书另辟蹊径,风格迥异,使人耳目一新。它将骨科创伤中的常见疾患进行了分类整理,凝练出了一条条简洁明快的决策流程。

本书的作者来自于大洋彼岸的美国,主编 Meir T. Marmor 是美国加州大学旧金山总医院 ( UCSF-SAN Francisco General Hospital) 一名资深的创伤骨科专家,所有的编者均来自位于美国旧金山的创伤骨科研究所 (OTI)。尽管中美文化存在差异,但对科学和真理的态度是一样的。依据庞杂的文献和书籍,并结合自身的实践经验,作者们编撰完成了这样一本充分体现极简主义的专业工具书,带给我们一条简捷之路,让我们可以不再困惑,不再迷茫,让我们面临抉择时有理有据,更加从容。

实践是检验真理的唯一标准,还请各位读者根据各自所处的实际环境,结合患者的具体情况,对本书中凝练的诊疗决策进行调整和使用,并不吝指正,以期不断完善,提升本书的品质和实用价值,利于同道,并最终拯救患者于危难。

受版面所限,流程图内涉及的许多骨科专业名词均采用了缩略语,为便于读者理解,在每幅流程图后面我们补充了缩略语的英汉对照说明。同时,我们将书中出现的所有专业名词的中英文名称及其缩略语进行梳理,作为附录放在书末,供读者学习和查阅。

张伟　孙辉

2018年5月

# 英文版前言

"真理总是蕴藏在简单的事物中，而非蕴藏在复杂多变的事物中。"

——艾萨克·牛顿

"简单的事物往往是最复杂的。"

——列奥纳多·达·芬奇

预见未知的变化是诊治创伤的基本要求。当处理骨科创伤时，医师不仅仅需要能够处理意想不到的状况，还需要对大量的复杂损伤和日益增多的治疗方法有所了解。所有参与骨骼肌肉系统损伤诊治的外科医师、内科医师、护士、理疗师以及其他医疗相关人员，都需要对不同损伤的治疗决策和方案选择有一致的认知与理解，但是这些信息往往并不容易获得。信息时代已经为医学交流提供了大量临床诊治结果的数据。与此同时，对循证医学的需求提升了医学研究的质量且增加了其复杂性，对医学研究的阐述成了专家们的任务。并不是所有的非专家级的创伤骨科医师都能够从现有的网站和教科书获得信息，并且这些网站教科书常缺乏普适性。在某些情况下，一名治疗骨科创伤的医护人员只是想问一下这个领域的专家："你会怎么处理这些损伤？"这就是编纂本书的目的所在：让读者可以快速地了解最常见的骨科创伤中最关键的决定和治疗方案选择，而不是提供一份详尽的清单，列出针对某一特定创伤的所有治疗选项。书中所有章节都是由创伤骨科和围手术期护理方面的专家撰写的，而他们都在创伤骨科研究所（OTI）工作。

编委成员工作的创伤骨科研究所由美国加州大学旧金山分校（UCSF）和扎克伯格旧金山总医院（ZSFG）及其创伤中心联合成立。OTI是旧金山唯一的专业处理骨骼肌肉系统损伤治疗与康复的创伤中心。该机构提供针对骨骼肌肉系统所有方面损伤的专业级治疗和护理，包括住院及门诊手术、康复、矫正和修复等治疗。OTI的团队由经过特别培训并具有丰富诊疗经验的来自UCSF的骨外科和内科医师共同组成。自2005年以来，OTI每年在美国举办规模最大的创伤骨科手术课程，吸引了来自20多个国家和美国40个州的相关医师出席。OTI的成员们同时还成立了全球骨科及创伤研究所，这一机构秉持了OTI教育全球的理念。OTI所从事的临床、教育、全球工作和研究，都有助于实现OTI的使命：修复创伤、启迪智慧、挽救生命。

  本书中的每一章节并不是要替代详尽的、综合性的诊治流程，而是试图浓缩出处理每一种损伤的关键决策。尽管它们并不是诊疗流程的替代品，但可以作为这些诊疗流程的基础，而且针对某一特定损伤的诊疗流程也需要本书中所展示的关键决策。本书中的各章节内容并不是终极结论，而是根据当代生物医学研究和作者个人经验的理解，对特定损伤目前可获得的处理方案的一种浓缩。虽然基于大量文献，但这些章节的内容从本质上来说都是主观的，只能回答一个问题：针对这一损伤专家会怎样处理？我们努力在每一章节中包含了相关的影像学检查（深灰色方块）、诊治决策（褐红色六边形）、需要采取的措施（浅蓝色方块）和非手术/康复治疗（紫色方块）。为了有助于读者理解诊疗流程，必要处我们添加了信息块、表格、图片、影像和缩写索引。此外，作者们在每一章节末尾附上了推荐阅读的文献或书目，这些推荐阅读的资料正是确定诊疗流程的基础。在大多数情况下，书中章节是根据解剖部位安排顺序的。在本书的开端章节介绍了创伤骨科总论和围手术期治疗，在书的最后是病理性骨折和骨折并发症等内容。为了方便信息查询，书末附录了对各种损伤的影像学检查、非手术治疗及康复训练方法和常见矫正器械支具的汇总信息。与此同时，还附录并介绍了一种用于评估创伤患者重返工作所需时间的方法模型。我们期待各位读者们可以将自己的理解和评论添加到上述决策流程中，并将其用于特定的工作场所和患者群体。我们在OTI欢迎任何有可能改变本书中诊疗流程决策的意见与评论。这些意见和评论可以直接发送给我（meir.marmor@ucsf.edu）。

*Meir T. Marmor, MD*

# 目 录

# 创伤骨科诊治决策

## DECISION MAKING
## IN ORTHOPAEDIC TRAUMA

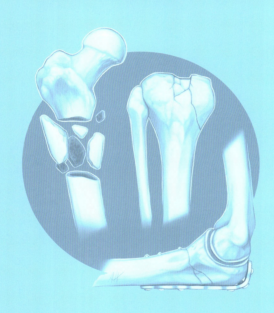

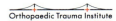
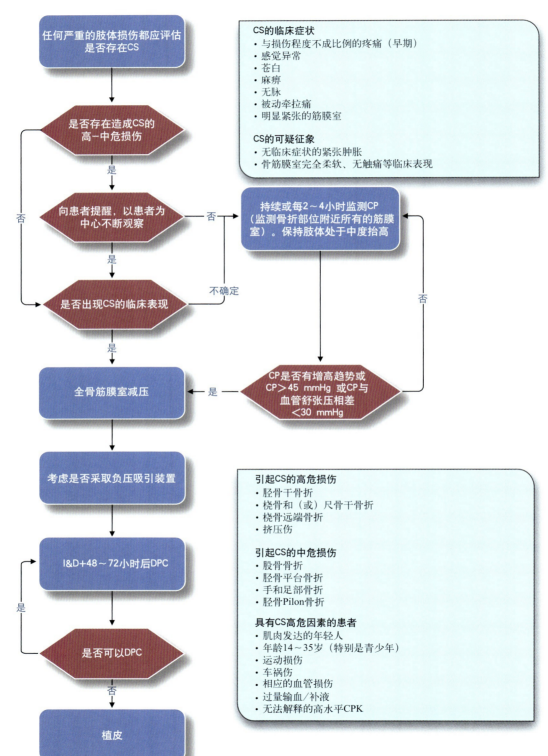

任何严重的肢体损伤都应评估是否存在CS

**CS的临床症状**
- 与损伤程度不成比例的疼痛（早期）
- 感觉异常
- 苍白
- 麻痹
- 无脉
- 被动牵拉痛
- 明显紧张的筋膜室

**CS的可疑征象**
- 无临床症状的紧张肿胀
- 骨筋膜室完全柔软、无触痛等临床表现

是否存在造成CS的高-中危损伤

向患者提醒，以患者为中心不断观察

持续或每2～4小时监测CP（监测骨折部位附近所有的筋膜室）。保持肢体处于中度抬高

是否出现CS的临床表现

全骨筋膜室减压

CP是否有增高趋势或CP＞45 mmHg 或CP与血管舒张压相差＜30 mmHg

考虑是否采取负压吸引装置

**引起CS的高危损伤**
- 胫骨干骨折
- 桡骨和（或）尺骨干骨折
- 桡骨远端骨折
- 挤压伤

**引起CS的中危损伤**
- 股骨骨折
- 胫骨平台骨折
- 手和足部骨折
- 胫骨Pilon骨折

**具有CS高危因素的患者**
- 肌肉发达的年轻人
- 年龄14～35岁（特别是青少年）
- 运动损伤
- 车祸伤
- 相应的血管损伤
- 过量输血／补液
- 无法解释的高水平CPK

I&D+48～72小时后DPC

是否可以DPC

植皮

否 是 否 不确定 是 是 是

*Meir T. Marmor, MD*

## 术语缩略词

| | | |
|---|---|---|
| CS | compartment syndrome | 骨筋膜室综合征 |
| CP | compartment pressure | 骨筋膜室压力 |
| I&D | irrigation & debridement | 灌洗清创术 |
| DPC | delayed primary closure | 延迟一期闭合伤口 |
| CPK | creatine phosphate kinase | 磷酸肌酸激酶 |

## 参考文献

[1] McQueen MM, Gaston P, Court-Brown CM. Acute compartment syndrome. Who is at risk? J Bone Joint Surg Br 2000; 82(2): 200–203.

[2] McQueen MM, Duckworth AD. The diagnosis of acute compartment syndrome: a review. Eur J Trauma Emerg Surg 2014; 40(5): 521–528.

[3] McQueen MM, Duckworth AD, Aitken SA, Court-Brown CM. The estimated sensitivity and specificity of compartment pressure monitoring for acute compartment syndrome. J Bone Joint Surg Am 2013; 95(8): 673–677.

[4] McQueen MM, Court-Brown CM. Compartment monitoring in tibial fractures. The pressure threshold for decompression. J Bone Joint Surg Br 1996; 78(1): 99–104.

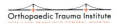

对患者仔细地评估和复苏

评估肢体：
· 血管损伤
· 运动与感觉功能
· 骨筋膜室情况
· 伤口尺寸
· 软组织损伤程度
· 骨折稳定性

**血管损伤的明显迹象**
· 肢体远端脉搏减弱或无脉
· 活动性出血
· 范围扩大的或搏动性的血肿
· 肢体脉搏有噪声或震颤
· 肢体远端缺血

**血管损伤的较弱迹象**
· 小且稳定的血肿
· 伴行的神经损伤
· 无法解释的低血压
· 有出血病史
· 主要血管近端部位有损伤

**充足的手术准备**
· 手术相关人员有资质和充分的经验
· 适当的辅助设备
· 手术医师准备充分

**Gustilo - Andersen 分型**
· Ⅰ 型：伤口小于1 cm，骨折轻度粉碎
· Ⅱ 型：伤口大于1 cm，骨折中等程度粉碎
· Ⅲ 型：伤口大于10 cm，骨折严重粉碎
 　－ Ⅲ A型：骨折处仍有充分的软组织覆盖
 　－ Ⅲ B型：骨折处需要皮瓣或植皮覆盖
 　－ Ⅲ C型：血管损伤需要修复

是否怀疑肢体毁损 —是→ **参见肢体毁损的治疗策略**

是否怀疑血管损伤 —是→ **参见血管损伤的治疗策略**

是否为不稳定型骨折 —是→ **用夹板将肢体骨折固定在接近解剖力线的位置**

静脉注射头孢唑啉 1~2 g±妥布霉素4 mg/kg（或静脉注射类似的抗革兰阴性杆菌抗生素） → **如考虑厌氧菌污染可每4~6小时静脉注射增加氨苄西林1~2 g**

是否接受过充足的破伤风免疫 —否→ **根据标准的免疫流程接受破伤风疫苗接种**

手术准备是否充分 —否→ **将患者转至更高一级的医疗中心或积极地进行手术准备**

**尽快将患者转运到手术室进行I&D，最好在伤后6小时内进行**
· 不使用肥皂水或者抗生素进行低压灌洗
· 将所有异物、失活的组织和失去血供的骨块清除

**参见关键骨块缺失的治疗策略** ←是— 关键骨块是否缺失

术中根据Gustilo - Andersen 分型划分开放骨折情况

┌ Ⅰ & Ⅱ & Ⅲ A ────── Ⅲ B & Ⅲ C ┐

**考虑一期软组织覆盖及确定性固定**

**考虑临时固定，负压吸引，抗生素串珠植入及尽早皮瓣或植皮覆盖创面**

**对于Ⅰ度开放性骨折采用持续静脉抗生素预防维持24小时，Ⅱ度48小时，Ⅲ度72小时。如果伤口持续开放超过24小时需二期关闭伤口**

*Meir T. Marmor, MD*

## 术语缩略词

| I&D | irrigation & debridement | 灌洗清创术 |
| --- | --- | --- |

## 参考文献

[1] Pollak AN, Jones AL, Castillo RC, Bosse MJ, MacKenzie EJ; LEAP Study Group. The relationship between time to surgical debridement and incidence of infection after open high-energy lower extremity trauma. J Bone Joint Surg Am 2010; 92(1): 7–15.

[2] Zalavras CG, Marcus RE, Levin LS, Patzakis MJ. Management of open fractures and subsequent complications. J Bone Joint Surg Am 2007; 89(4): 884–895.

[3] Bhandari M, Jeray KJ, Petrisor BA, et al; FLOW Investigators. A Trial of Wound Irrigation in the Initial Management of Open Fracture Wounds. N Engl J Med 2015; 373(27): 2629–2641.

[4] Gustilo RB, Anderson JT. Prevention of infection in the treatment of one thousand and twenty-five open fractures of long bones: retrospective and prospective analyses. J Bone Joint Surg Am 1976; 58(4): 453–458.

[5] Fischer MD, Gustilo RB, Varecka TF. The timing of flap coverage, bone-grafting, and intramedullary nailing in patients who have a fracture of the tibial shaft with extensive soft-tissue injury. J Bone Joint Surg Am 1991; 73(9): 1316–1322.

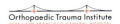

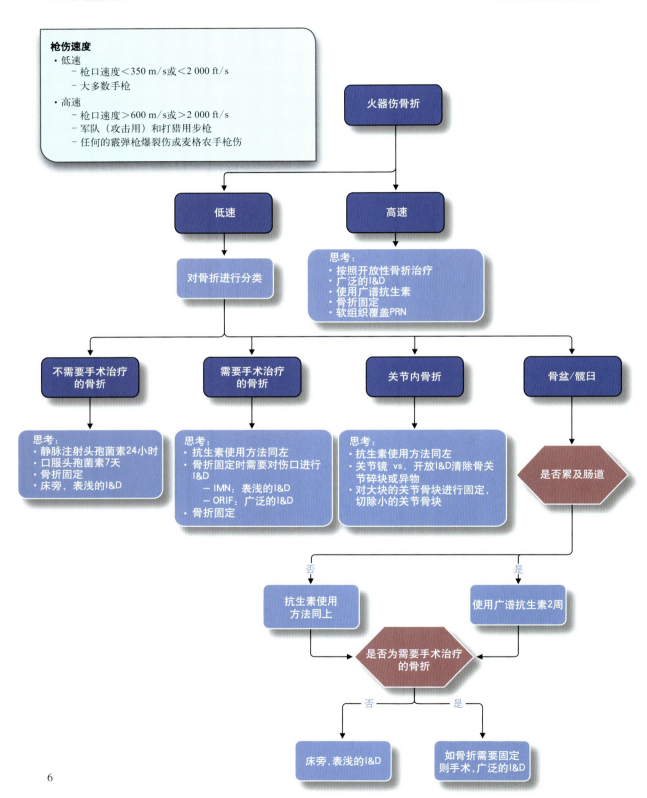

**枪伤速度**
- 低速
  - 枪口速度<350 m/s或<2 000 ft/s
  - 大多数手枪
- 高速
  - 枪口速度>600 m/s或>2 000 ft/s
  - 军队（攻击用）和打猎用步枪
  - 任何的霰弹枪爆裂伤或麦格农手枪伤

火器伤骨折

低速

高速

思考：
- 按照开放性骨折治疗
- 广泛的I&D
- 使用广谱抗生素
- 骨折固定
- 软组织覆盖PRN

对骨折进行分类

不需要手术治疗的骨折

需要手术治疗的骨折

关节内骨折

骨盆/髋臼

思考：
- 静脉注射头孢菌素24小时
- 口服头孢菌素7天
- 骨折固定
- 床旁，表浅的I&D

思考：
- 抗生素使用方法同左
- 骨折固定时需要对伤口进行I&D
  - IMN：表浅的I&D
  - ORIF：广泛的I&D
- 骨折固定

思考：
- 抗生素使用方法同左
- 关节镜 vs. 开放I&D清除骨关节碎块或异物
- 对大块的关节骨块进行固定，切除小的关节骨块

是否累及肠道

否

是

抗生素使用方法同上

使用广谱抗生素2周

是否为需要手术治疗的骨折

否

是

床旁，表浅的I&D

如骨折需要固定则手术，广泛的I&D

*Paul Toogood, MD*

## 术语缩略词

| | | |
|---|---|---|
| I&D | irrigation & debridement | 灌洗清创术 |
| PRN | pro re nata | 必要时 |
| IMN | intramedullary nail | 髓内钉 |
| ORIF | open reduction internal fixation | 切开复位内固定 |

## 参考文献

Sathiyakumar V, Thakore RV, Stinner DJ, Obremskey WT, Ficke JR, Sethi MK. Gunshot-induced fractures of the extremities: a review of antibiotic and debridement practices. Curr Rev Musculoskelet Med 2015; 8(3): 276–289.

注：ft=英尺，1ft=30.48 cm。

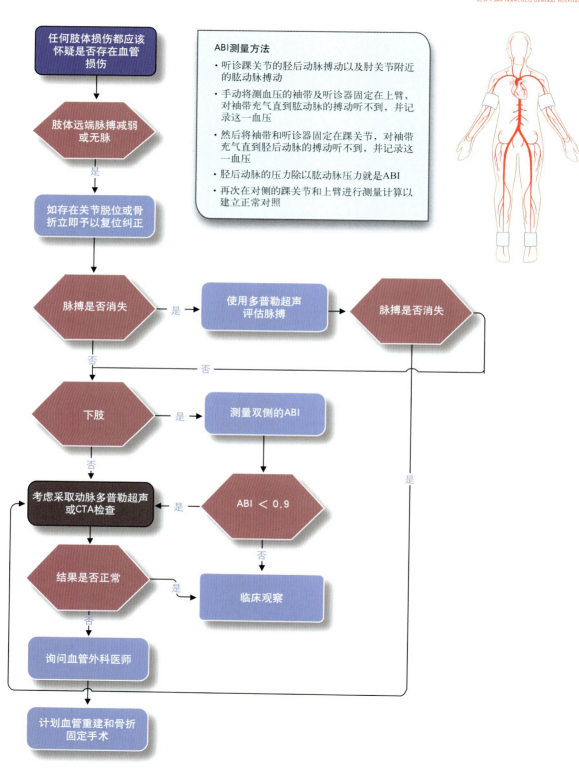

任何肢体损伤都应该怀疑是否存在血管损伤

肢体远端脉搏减弱或无脉

├─ 是

如存在关节脱位或骨折立即予以复位纠正

**ABI测量方法**
- 听诊踝关节的胫后动脉搏动以及肘关节附近的肱动脉搏动
- 手动将测血压的袖带及听诊器固定在上臂，对袖带充气直到肱动脉的搏动听不到，并记录这一血压
- 然后将袖带和听诊器固定在踝关节，对袖带充气直到胫后动脉的搏动听不到，并记录这一血压
- 胫后动脉的压力除以肱动脉压力就是ABI
- 再次在对侧的踝关节和上臂进行测量计算以建立正常对照

脉搏是否消失 ──是──→ 使用多普勒超声评估脉搏 ──→ 脉搏是否消失

否

下肢 ──是──→ 测量双侧的ABI

否

考虑采取动脉多普勒超声或CTA检查 ←─是─ ABI < 0.9

否

结果是否正常 ──是──→ 临床观察

否

询问血管外科医师

计划血管重建和骨折固定手术

*Theodore Miclau, MD*

## 术语缩略词

| | | |
|---|---|---|
| ABI | arterial brachial index | 踝臂指数 |
| CTA | computed tomography angiography | CT 血管造影 |

## 参考文献

Mills WJ, Barei DP, McNair P. The value of the ankle-brachial index for diagnosing arterial injury after knee dislocation: a prospective study. Journal of Trauma and Acute Care Surgery. 2004 Jun 1; 56(6): 1261–1265.

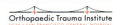
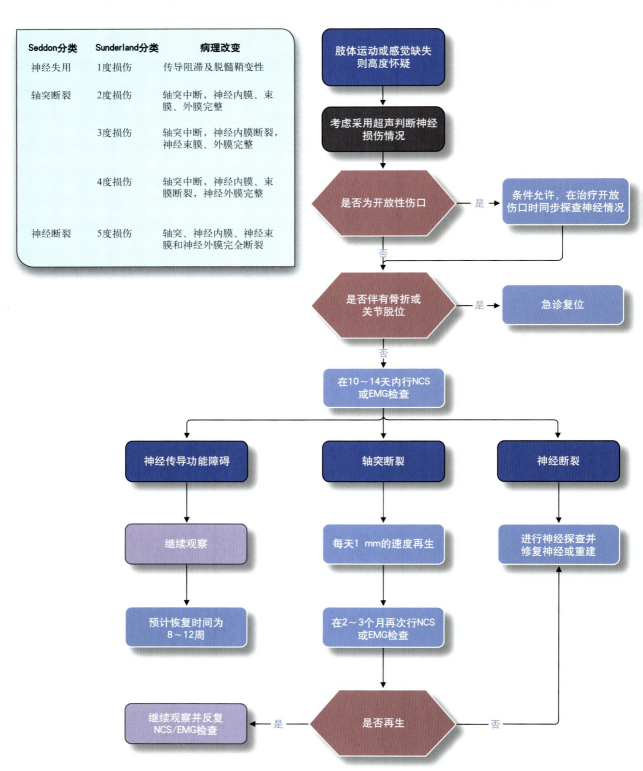

| Seddon分类 | Sunderland分类 | 病理改变 |
|---|---|---|
| 神经失用 | 1度损伤 | 传导阻滞及脱髓鞘变性 |
| 轴突断裂 | 2度损伤 | 轴突中断，神经内膜、束膜、外膜完整 |
| | 3度损伤 | 轴突中断，神经内膜断裂，神经束膜、外膜完整 |
| | 4度损伤 | 轴突中断，神经内膜、束膜断裂，神经外膜完整 |
| 神经断裂 | 5度损伤 | 轴突、神经内膜、神经束膜和神经外膜完全断裂 |

肢体运动或感觉缺失则高度怀疑

考虑采用超声判断神经损伤情况

是否为开放性伤口 —是→ 条件允许，在治疗开放伤口时同步探查神经情况

否

是否伴有骨折或关节脱位 —是→ 急诊复位

否

在10～14天内行NCS或EMG检查

神经传导功能障碍 / 轴突断裂 / 神经断裂

继续观察 / 每天1 mm的速度再生 / 进行神经探查并修复神经或重建

预计恢复时间为8～12周 / 在2～3个月再次行NCS或EMG检查

继续观察并反复NCS/EMG检查 ←是— 是否再生 —否→

*Masato Nagao, MD, PhD*

## 术语缩略词

| NCS | nerve conduction study | 神经传导功能检查 |
| EMG | electromyography | 肌电图 |

## 参考文献

[1] Seddon HJ. Three types of nerve injury. Brain 1943; 66(4): 237–288.

[2] Sunderland S. A classification of peripheral nerve injuries producing loss of function. Brain 1951; 74(4): 491–516.

[3] Sunderland S. The anatomy and physiology of nerve injury. Muscle Nerve 1990; 13(9): 771–784.

[4] Robinson LR. How electrodiagnosis predicts clinical outcome of focal peripheral nerve lesions. Muscle Nerve 2015; 52 (3): 321–333.

[5] Robinson LR. Traumatic injury to peripheral nerves. Muscle Nerve 2000; 23(6): 863–873.

[6] Campbell WW. Evaluation and management of peripheral nerve injury. Clin Neurophysiol 2008; 119(9): 1951–1965.

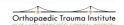

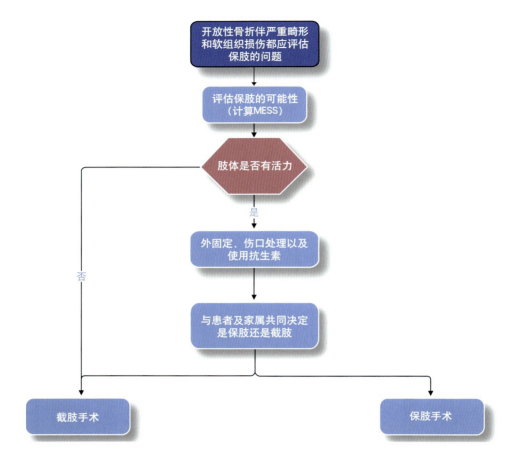

开放性骨折伴严重畸形和软组织损伤都应评估保肢的问题

评估保肢的可能性（计算MESS）

肢体是否有活力

是 → 外固定、伤口处理以及使用抗生素

与患者及家属共同决定是保肢还是截肢

否 → 截肢手术

保肢手术

**LEAP研究的关键结果**

· 接受保肢重建手术和截肢手术的患者术后2年的疾病影响状态调查结果以及回归工作的状态并没有差异
· 丧失足底感觉并不是重建手术的禁忌证

*Theodore Miclau, MD*

| 毁损肢体严重程度评分（MESS） | | | |
|---|---|---|---|
| **类型** | **特征** | **损伤程度** | **分数** |
| 1 | 低能量损伤 | 刺伤，简单闭合性骨折，小口径枪伤 | 1 |
| 2 | 中度能量损伤 | 开放性/多发性骨折，脱位，中度的碾挫伤 | 2 |
| 3 | 高能量损伤 | 散弹枪，高能量枪伤 | 3 |
| 4 | 极高能量碾挫伤 | 伐木、火车、钻井事故 | 4 |
| **休克分组** | | | |
| 1 | 血压正常 | 血压稳定 | 0 |
| 2 | 暂时性低血压 | 血压不稳定，但对补液有反应 | 1 |
| 3 | 持续性低血压 | 收缩压<80 mmHg 并且只在手术室里对静脉补液有反应 | 2 |
| **缺血分组** | | | |
| 1 | 无 | 肢体有脉动，无缺血征象 | 1 |
| 2 | 轻度 | 脉搏减弱但无缺血征象 | 2 |
| 3 | 中度 | 无多普勒超声可及的脉搏，毛细血管回流减慢，感觉异常，运动功能减弱 | 3 |
| 4 | 重度 | 无脉，发冷，麻痹，麻木，无毛细血管充盈 | 4 |
| **年龄分组** | | | |
| 1 | <30岁 | | 0 |
| 2 | 30～50岁 | | 1 |
| 将各个分类中的评分相加计算得MESS<br>MESS≤6表示还有保肢的意义 | | | |

## 术语缩略词

| MESS | mangled extremity severity score | 毁损肢体严重程度评分 |
|---|---|---|
| LEAP | lower extremity assessment project | 下肢评估项目 |

## 参考文献

[1] Bosse MJ, MacKenzie EJ, Kellam JF, et al. An analysis of outcomes of reconstruction or amputation after leg-threatening injuries. N Engl J Med 2002; 347(24): 1924–1931.

[2] Busse JW, Jacobs CL, Swiontkowski MF, Bosse MJ, Bhandari M; Evidence-Based Orthopaedic Trauma Working Group. Complex limb salvage or early amputation for severe lower-limb injury: a meta-analysis of observational studies. J Orthop Trauma 2007; 21(1): 70–76.

[3] Helfet DL, Howey T, Sanders R, Johansen K. Limb salvage versus amputation. Preliminary results of the Mangled Extremity Severity Score. Clin Orthop Relat Res 1990; (256): 80–86.

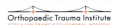

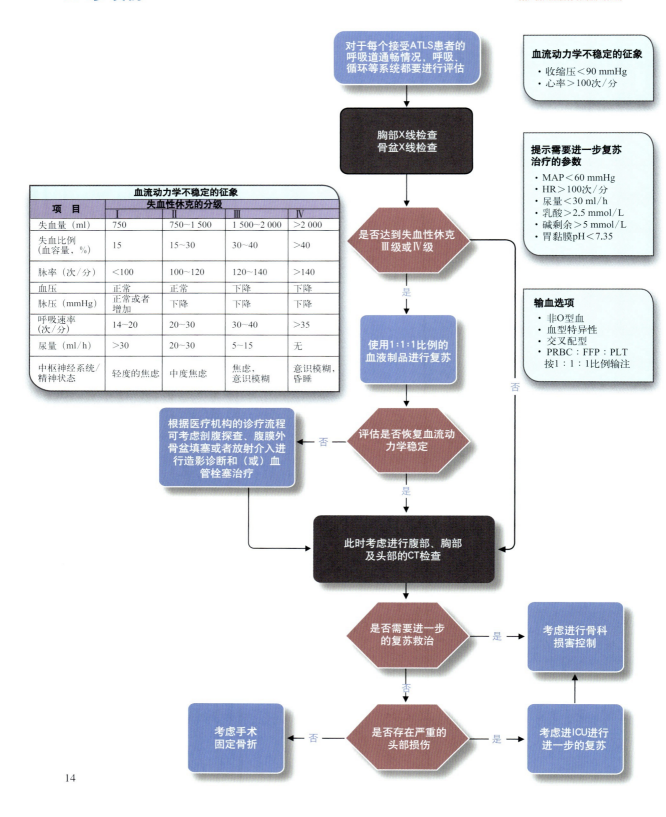

对于每个接受ATLS患者的呼吸道通畅情况，呼吸、循环等系统都要进行评估

**血流动力学不稳定的征象**
- 收缩压＜90 mmHg
- 心率＞100次/分

胸部X线检查
骨盆X线检查

**提示需要进一步复苏治疗的参数**
- MAP＜60 mmHg
- HR＞100次/分
- 尿量＜30 ml/h
- 乳酸＞2.5 mmol/L
- 碱剩余＞5 mmol/L
- 胃黏膜pH＜7.35

| 血流动力学不稳定的征象 | | | | |
|---|---|---|---|---|
| **失血性休克的分级** | | | | |
| 项 目 | I | II | III | IV |
| 失血量（ml） | 750 | 750~1 500 | 1 500~2 000 | ＞2 000 |
| 失血比例（血容量，%） | 15 | 15~30 | 30~40 | ＞40 |
| 脉率（次/分） | ＜100 | 100~120 | 120~140 | ＞140 |
| 血压 | 正常 | 正常 | 下降 | 下降 |
| 脉压（mmHg） | 正常或者增加 | 下降 | 下降 | 下降 |
| 呼吸速率（次/分） | 14~20 | 20~30 | 30~40 | ＞35 |
| 尿量（ml/h） | ＞30 | 20~30 | 5~15 | 无 |
| 中枢神经系统/精神状态 | 轻度的焦虑 | 中度焦虑 | 焦虑，意识模糊 | 意识模糊，昏睡 |

是否达到失血性休克
III级或IV级

**输血选项**
- 非O型血
- 血型特异性
- 交叉配型
- PRBC：FFP：PLT 按1：1：1比例输注

是

使用1：1：1比例的血液制品进行复苏

根据医疗机构的诊疗流程可考虑剖腹探查、腹膜外骨盆填塞或者放射介入进行造影诊断和（或）血管栓塞治疗

否 ← 评估是否恢复血流动力学稳定

是

此时考虑进行腹部、胸部及头部的CT检查

是否需要进一步的复苏救治 —是→ 考虑进行骨科损害控制

否

考虑手术固定骨折 ←否— 是否存在严重的头部损伤 —是→ 考虑进ICU进行进一步的复苏

否

*Saam Morshed, MD, PhD*

## 术语缩略词

| ATLS | advanced trauma life support | 高级创伤生命支持 |
|------|------------------------------|------------------|
| MAP | mean arterial pressure | 平均动脉压 |
| HR | heart rate | 心率 |
| ICU | intensive care unit | 重症监护治疗病房 |
| PRBC | packed red blood cell | 浓缩红细胞 |
| FFP | fresh frozen plasma | 新鲜冰冻血浆 |
| PLT | platetet | 血小板 |

## 参考文献

[1] Pape HC, Giannoudis P, Krettek C. The timing of fracture treatment in polytrauma patients: relevance of damage control orthopedic surgery. Am J Surg 2002; 183(6): 622–629.

[2] ATLS Subcommittee; American College of Surgeons' Committee on Trauma; International ATLS working group. Advanced trauma life support (ATLS®): the ninth edition. J Trauma Acute Care Surg 2013; 74(5): 1363–1366.

[3] Holcomb JB, Tilley BC, Baraniuk S, et al; PROPPR Study Group. Transfusion of plasma, platelets, and red blood cells in a 1∶1∶1 vs a 1∶1∶2 ratio and mortality in patients with severe trauma: the PROPPR randomized clinical trial. JAMA 2015; 313(5): 471–482.

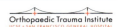

Orthopaedic Trauma Institute
UCSF · SAN FRANCISCO GENERAL HOSPITAL

### 可供选择的口服长效阿片类药物

- 每24小时APAP不超过3 g
- 每4小时APAP 300 mg复合可待因15 mg 或30 mg或60 mg
- 每4小时维柯丁（二氢可待因5 mg复合 APAP 500 mg）
- 每4～6小时Norco或者Lortab（二氢可待 因5mg/7.5 mg/10 mg复合APAP 325 mg）
- 每6小时Percocet（羟考酮2.5 mg/5 mg/ 7.5 mg/10 mg复合APAP 325 mg）

### 可供选择的通便手段或药物

- 饮食（术后）：纤维素、水、李子汁
- 每24小时使用一次双醋苯啶（比沙可啶）栓剂10 mg/片剂5～15 mg
- 每24小时使用一次或者每6小时/12小时分 开使用多库酯（多库酯钠）胶囊/溶液/糖 浆 200 mg（50～500 mg）
- 每天临睡前使用一次番泻叶片剂/溶液15～ 25 mg（每天最多2次）
- 每天服用氢氧化镁乳剂30～60ml（常规溶 液）或30ml（浓缩溶液）

### 总原则

- 如患者主诉疼痛，需考虑患者所承受的 痛苦
- 如没有对患者的疼痛及其副作用进行评 估和监测，可能无法给予有效的止痛
- 最好常规给予患者镇痛治疗，而不是必 要时给予
- 对于极其严重的疼痛，可以考虑经静脉 给药镇痛

### 经静脉可供选择的短效阿片类药物（起始剂量）

- 吗啡，IV，2.5 mg
- 氢化吗啡酮，IV，0.2～1 mg
- 芬太尼，IV，25 μg
- 对于老年患者要考虑适当减量

### 经静脉可供选择的镇吐药物（必要时使用）

- 每8小时昂丹司琼（枢复宁）4 mg
- 每6小时异丙嗪（非那根）6.25 mg
- 每6小时甲氧氯普胺（灭吐灵）10 mg

### 可供选择的PCA方式

- 吗啡PCA方式
- 氢化吗啡酮（双氧吗啡）PCA

### PCA的禁忌证

- 无法理解或使用PCA
- 颅内压增高
- 睡眠呼吸暂停综合征

### 可供选择的NSAID

- IV，每6小时酮铬酸（痛力克）15 mg
- 每12小时萘普生（消痛灵）500 mg
- 每6小时布洛芬（美林）600 mg
- + PPI：每天奥美拉唑20 mg

### NSAID禁忌证（BARS）

- Bleedig：出血（凝血障碍）
- Asthma：哮喘（占气喘患者的10%）
- Renal disease：肾功能障碍
- Stomach：胃部（消化道溃疡/胃炎）

### 可供选择的口服长效阿片类药物

- 每12小时吗啡（美施康定） 15 mg/30 mg/60 mg/100 mg
- 每8～12小时羟考酮（奥施康定） CR10 mg（10 mg/20 mg/40 mg/80mg）

### 可供选择的抗神经病药物

- 加巴喷丁
- 普瑞巴林

**流程图节点：**

- 骨折患者到医院就诊，首先在急诊室对骨折进行夹板等固定，抬高并冰敷患肢，对髋部骨折可以考虑给予局部神经阻滞
- 静脉给予短效APAP和（或）短效阿片类止痛
- 给予通便润肠治疗
- 静脉给予止吐药物治疗
- 判断患者是否存在应激性溃疡
- 使用PPI（奥美拉唑20 mg，每天1次）和H₂受体拮抗剂（法莫替丁20 mg，每天2次）预防应激性溃疡
- 判断患者是否需要手术治疗
- 判断患者接受的局部神经阻滞是否有效
- 按照局部神经阻滞的方法继续
- 建议手术
- 按照"多模式"镇痛的原则治疗
- 是否存在PCA的禁忌证
- 如需要，增加PCA治疗
- 选择NSAID、抗精神病药物、APAP等药物
- 使用阿片类药物24～48小时后
- 换成长效和短效的阿片类药物
- 如使用了PCA即刻停止
- 术后前2周逐渐减少麻醉药物的使用

判断分支：是 / 否

### APAP剂量

A. 体重≥50 kg，胃肠外（IV）

- IV，每6小时1 000 mg或者每4小时650 mg
- PO，每4～6小时325～1 000 mg
- 单次最大剂量：1 000 mg
- 最短剂量间隔：每4小时
- 最大剂量：4 000 mg每24小时
- 理想剂量：3 000 mg每24小时

B. 体重<50 kg

- IV/PO，每6小时15 mg/kg或者每4小时12.5 mg/kg
- 单次最小剂量：15 mg/kg
- 最短剂量间隔：每4小时
- 最大剂量：75 mg/kg每24小时

### 阿片类药物剂量转换表（同等剂量）

|  |  |  |
|---|---|---|
| 吗啡 | IV | 10 mg |
| 吗啡 | PO | 30 mg |
| 双氧吗啡 | IV | 1.5 mg |
| 双氧吗啡 | PO | 7.5 mg |
| 羟考酮 | PO | 20 mg |
| 扑热息痛 | PO | 20 mg |
| 二氢可待因 | PO | 30mg |
| 可待因 | PO | 200 mg |

Lisa Pascual, MD

## 术语缩略词

| APAP | acetaminophen | 对乙酰氨基酚 |
| PPI | proton-pump inhibitor | 质子泵抑制剂 |
| PCA | patient controlled analgesia | 患者自控镇痛 |
| NSAID | nonsteroidal anti-inflammatory drug | 非甾体抗炎药 |
| IV | injectio venosa | 静脉注射 |
| PO | per os | 口服 |
| CR | control release | 缓释 |

## 参考文献

[1] Boursinos LA, Karachalios T, Poultsides L, Malizos KN. Do steroids, conventional non-steroidal anti-inflammatory drugs and selective Cox-2 inhibitors adversely affect fracture healing? J Musculoskelet Neuronal Interact 2009; 9(1): 44–52.

[2] Chang AK, Bijur PE, Daviit M, Gallagher JE. Randomized clinical trial of an intravenous hydromorphone titration intravenous hydromorphone titration protocol versuis usual care for mangement of acute pain in older emergency department patients. Drugs Aging 2013; 30(9): 747–754.

[3] Chang AK, Bijur PE, Gallagher EJ. Randomized clinical trial comparing the safety and efficacy of a hydromorphone titration protocol to usual care in the management of adult emergency department patients with acute severe pain. Ann Emerg Med 2011; 58(4): 352–359.

[4] DeVellis P, Thomas SH, Wedel SK. Prehospital and emergency department analgesia for air-transported patients with fractures. Prehosp Emerg Care 1998; 2(4): 293–296.

[5] Gandhi K, Viscusi E. Multimodal pain management techniques in hip and knee arthroplasty. The Journal of New York School of Regional Anesthesia 2009; 13: 1–9.

[6] Hudcova J, Mcnicol ED, Quah CS, Carr DB. Patient controlled opioid anagesia versus conventional opioid analgesia for postoperative pain. (review) Cochrane Libr 2012.

[7] Jin F, Chung F. Multimodal analgesia for postoperative pain control. J Clin Anesth 2001; 13(7): 524–539.

[8] Kolber MR, Lindblad AJ, Taylor IC. We stand by our conclusion. Can Fam Physician 2015; 61(1): 25.

[9] Wright JM, Price SD, Watson WA. NSAID use and efficacy in the emergency department: single doses of oral ibuprofen versus intramuscular ketorolac. Ann Pharmacother 1994; 28(3): 309–312.

[10] Lucas SD, Le-Windling L, Enneking FK. Regional anesthesia for the trauma patient. Pain Management-Current Issues and Opinions. 2012. ISBN: 978–953–307–813–7. http: //www. intechopen. com/books/pain-management-current-issues-and-opinions/regional-anesthesia-forthe-trauma-patient.

[11] Riddell M, Ospina M, Holroyd-Leduc JM. Use of femoral nerve blocks to manage hip fracture pain among older adults in the emergency department: A systematic review. Canadian Journal of Emergency Medicine, FirstView 2015; 1–8.

[12] Ritcey B, Pageau P, Woo MY, Perry JJ. Regional nerve blocks for hip and femoral neck fractures in the emergency department: A systematic review. Canadian Journal of Emergency Medicine, FirstView 2015; 1–11.

[13] Thomas SH. Fentanyl in the prehospital setting. Am J Emerg Med 2007; 25(7): 842–843.

[14] Turturro MA, Paris PM, Seaberg DC. Intramuscular ketorolac versus oral ibuprofen in acute musculoskeletal pain. Ann Emerg Med 1995; 26(2): 117–120.

[15] Vadivelu N, Mitra S, Narayan D. Recent advances in postoperative pain management. Yale J Biol Med 2010; 83(1): 11–25.

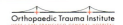

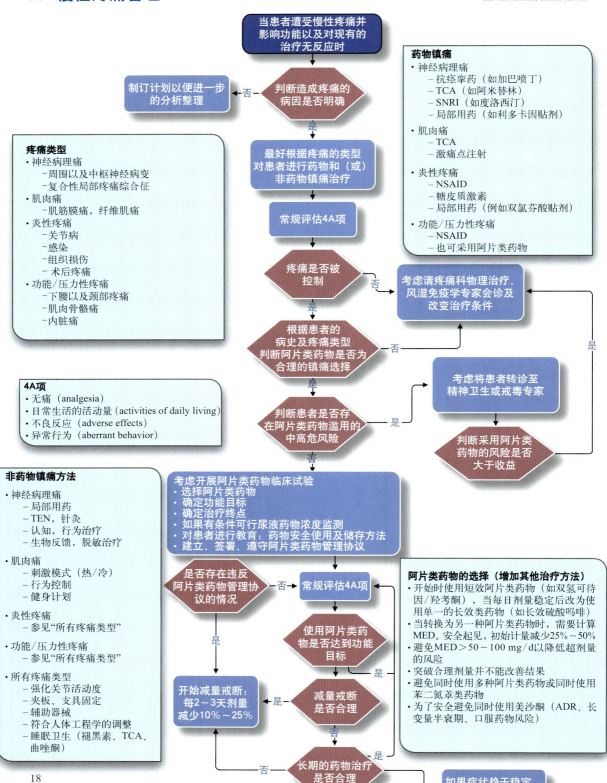

**当患者遭受慢性疼痛并影响功能以及对现有的治疗无反应时**

**药物镇痛**
- 神经病理痛
  - 抗痉挛药（如加巴喷丁）
  - TCA（如阿米替林）
  - SNRI（如度洛西汀）
  - 局部用药（如利多卡因贴剂）
- 肌肉痛
  - TCA
  - 激痛点注射
- 炎性疼痛
  - NSAID
  - 糖皮质激素
  - 局部用药（例如双氯芬酸贴剂）
- 功能/压力性疼痛
  - NSAID
  - 也可采用阿片类药物

**判断造成疼痛的病因是否明确**　否→ **制订计划以便进一步的分析整理**

是↓

**最好根据疼痛的类型对患者进行药物和（或）非药物镇痛治疗**

**常规评估4A项**

**疼痛是否被控制**

**疼痛类型**
- 神经病理痛
  - 周围以及中枢神经病变
  - 复合性局部疼痛综合征
- 肌肉痛
  - 肌筋膜痛，纤维肌痛
- 炎性疼痛
  - 关节病
  - 感染
  - 组织损伤
  - 术后疼痛
- 功能/压力性疼痛
  - 下腰以及颈部疼痛
  - 肌肉骨骼痛
  - 内脏痛

否→ **考虑请疼痛科物理治疗、风湿免疫学专家会诊及改变治疗条件**

是↓

**根据患者的病史及疼痛类型判断阿片类药物是否为合理的镇痛选择**　否→

是↓

**4A项**
- 无痛（analgesia）
- 日常生活的活动量（activities of daily living）
- 不良反应（adverse effects）
- 异常行为（aberrant behavior）

**判断患者是否存在阿片类药物滥用的中高危风险**　是→ **考虑将患者转诊至精神卫生或戒毒专家**

↓ **判断采用阿片类药物的风险是否大于收益**

否↓

**考虑开展阿片类药物临床试验**
- 选择阿片类药物
- 确定功能目标
- 确定治疗终点
- 如果有条件可行尿液药物浓度监测
- 对患者进行教育：药物安全使用及储存方法
- 建立、签署、遵守阿片类药物管理协议

**非药物镇痛方法**
- 神经病理痛
  - 局部用药
  - TEN，针灸
  - 认知，行为治疗
  - 生物反馈，脱敏治疗
- 肌肉痛
  - 刺激模式（热/冷）
  - 行为控制
  - 健身计划
- 炎性疼痛
  - 参见"所有疼痛类型"
- 功能/压力性疼痛
  - 参见"所有疼痛类型"
- 所有疼痛类型
  - 强化关节活动度
  - 夹板、支具固定
  - 辅助器械
  - 符合人体工程学的调整
  - 睡眠卫生（褪黑素、TCA、曲唑酮）

**是否存在违反阿片类药物管理协议的情况**　否→ **常规评估4A项**

是↓

**使用阿片类药物是否达到功能目标**

**阿片类药物的选择（增加其他治疗方法）**
- 开始时使用短效阿片类药物（如双氢可待因/羟考酮），当每日剂量稳定后改为使用单一的长效类药物（如长效硫酸吗啡）
- 当转换为另一种阿片类药物时，需要计算MED。安全起见，初始计量减少25%～50%
- 避免MED＞50～100 mg/d以降低超剂量的风险
- 突破合理剂量并不能改善结果
- 避免同时使用多种阿片类药物或同时使用苯二氮䓬类药物
- 为了安全避免同时使用美沙酮（ADR、长变量半衰期、口服药物风险）

**开始减量戒断：每2～3天剂量减少10%～25%**　←否← **减量戒断是否合理**

是↓

**长期的药物治疗是否合理**　是→ **如果症状趋于稳定，可以减少随访的频率**

否↑

*Lisa Pascual, MD*

## 术语缩略词

| | | |
|---|---|---|
| TCA | tricyclic antidepressants | 三环类抗抑郁药 |
| SNRI | serotonin-norepinephrine reuptake inhibitors | 选择性 5-羟色胺-去甲肾上腺素重吸收抑制剂 |
| NSAID | nonsteroidal anti-inflammatory drug | 非甾体抗炎药 |
| TEN | transcutaneous electrical nerve stimulation | 经皮电神经刺激 |
| MED | morphine equivalent does | 吗啡等效剂量 |
| ADR | adverse drug reaction | 不良药物反应 |

## 参考文献

[1] American Pain Society. Guideline for the use of chronic opioid therapy in chronic noncancer pain: Evidence review. 2009.

[2] Chou R, Fanciullo GJ, Fine PG, et al; American Pain Society-American Academy of Pain Medicine Opioids Guidelines Panel. Clinical guidelines for the use of chronic opioid therapy in chronic noncancer pain. J Pain 2009; 10(2): 113–130.

[3] Hooten W, Timming R, Belgrade M, Gaul J, Goertz M, Haake B, et al. Health care guideline: Assessment and management of chronic pain. Institute for Clinical Systems Improvement. (Updated November 2013)

[4] Wisconsin Medical Society Task Force on Pain Management. Guidelines for the assessment and management of chronic pain. Wis Med J 2004; 103(3): 15.

Orthopaedic Trauma Institute
UCSF · SAN FRANCISCO GENERAL HOSPITAL

**常见的抗凝药物**
- 香豆素类（VKA）
  - 华法令（香豆素）
- 人工合成的Xa因子戊多糖抑制剂（LMWH）
  - 黄达肝葵钠
  - 依达肝素
  - 依诺肝素
  - 法安明

**OAC**
- 直接Xa因子抑制剂
  - 利伐沙班（拜瑞妥）
  - 阿哌沙班
- 直接凝血酶抑制剂
  - 水蛭素
  - 重组水蛭素
  - 比伐卢定
  - 阿加曲
  - 比达加群（泰毕全）

**常见的抗血小板药物**
- 不可逆环氧化酶抑制剂
  - ASA（阿司匹林）
- ADP受体抑制剂
  - 氯吡格雷（波立维）
  - 普拉格雷（Effient）
  - 替格瑞洛（倍林达）

**与患者有关的风险因素**
- 年龄增加
- VTE或者家族性VTE
- 糖尿病
- 高凝血状态
- 充血性心力衰竭
- 感染
- 使用呼吸机
- 腹水
- 服用类固醇激素
- 饮酒
- 怀孕
- 口服避孕药
- 激素替代治疗
- 肢体制动延长或者需要坐轮椅

**易引起VTE的高危骨折及处理因素**
- 膝关节以上的下肢骨折（中危因素）
- 脊柱骨折伴有瘫痪及脊柱固定手术
- 多发伤或者双侧下肢多发骨折
- 骨盆髋白骨折固定手术

**DVT征象**
- 小腿疼痛
- 肿胀
- 发热
- 霍曼征

**PE征象**
- 胸膜痛
- 呼吸急促
- 心动过速
- 低氧

**药物预防的禁忌证**
- 脑动脉瘤
- 颅内血肿
- 脊柱损伤及脊柱手术（相对禁忌证）
- 持续出血
- 大多数为纠正的凝血功能障碍

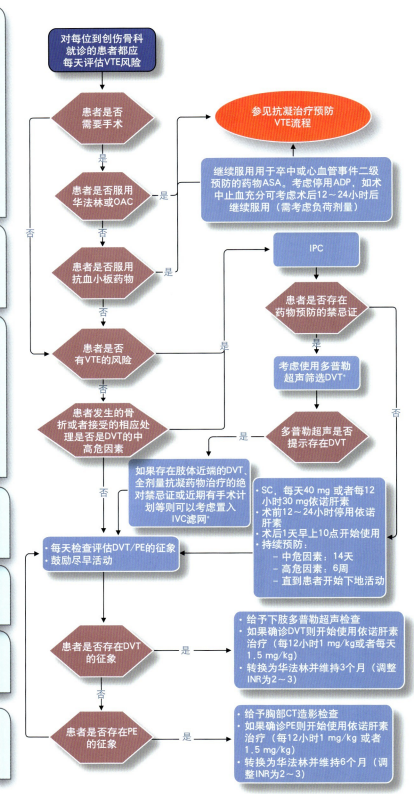

对每位到创伤骨科就诊的患者都应每天评估VTE风险

患者是否需要手术

患者是否服用华法林或OAC

患者是否服用抗血小板药物

患者是否有VTE的风险

患者发生的骨折或者接受的相应处理是否是DVT的中高危因素

参见抗凝治疗预防VTE流程

继续服用用于卒中或心血管事件二级预防的药物ASA。考虑停用ADP，如术中止血充分可考虑术后12～24小时后继续服用（需考虑负荷剂量）

IPC

患者是否存在药物预防的禁忌证

考虑使用多普勒超声筛选DVT*

多普勒超声是否提示存在DVT

如果存在肢体近端的DVT、全剂量抗凝药物治疗的绝对禁忌证或近期有手术计划等则可以考虑置入IVC滤网*

- SC，每天40 mg或者每12小时30 mg依诺肝素
- 术前12～24小时停用依诺肝素
- 术后1天早上10点开始使用
- 持续预防：
  - 中危因素：14天
  - 高危因素：6周
  - 直到患者开始下地活动

- 每天检查评估DVT/PE的征象
- 鼓励尽早活动

患者是否存在DVT的征象

- 给予下肢多普勒超声检查
- 如果确诊DVT则开始使用依诺肝素治疗（每12小时1 mg/kg或者每天1.5 mg/kg）
- 转换为华法林并维持3个月（调整INR为2～3）

患者是否存在PE的征象

- 给予胸部CT造影检查
- 如果确诊PE则开始使用依诺肝素治疗（每12小时1 mg/kg 或者1.5 mg/kg）
- 转换为华法林并维持6个月（调整INR为2～3）

是　否

\* ACCP循证医学临床实践指南不建议常规DVT筛查以及置入IVC滤网预防治疗

*Lisa Pascual, MD*

## 术语缩略词

| | | |
|---|---|---|
| VTE | venous thromboembolism | 静脉血栓栓塞症 |
| OAC | new oral anticoagulant | 口服抗凝剂 |
| ASA | aspirin (acetylsalicylic acid) | 阿司匹林（乙酰水杨酸） |
| ADP | adenosine diphosphate | 二磷酸腺苷 |
| IPC | intermittent pneumatic compression | 间隙充气加压装置 |
| DVT | deep vein thrombosis | 深静脉血栓 |
| IVC | inferior vena cava | 下腔静脉 |
| PE | pulmonary embolism | 肺栓塞 |
| SC | subcutaneous | 皮下注射 |
| INR | international normalized ratio | 国际标准化比率 |
| VKA | vitamin K antagonist | 维生素 K 拮抗剂 |
| LMWH | low molecular weight heparin | 低分子肝素 |
| ACCP | American College of Chest Physicians | 美国胸科医师学会 |

## 参考文献

[1] Barrera, L. M., Perel, P., Ker, K., Cirocchi, R., Farinella, E., & Morales Uribe, C. H. Thromboprophylaxis for trauma patients. Cochrane Database of Systematic Reviews.

[2] Chassot, P., Marcucci, C., Delabays, A., & Spahn, D. (2010). Perioperative antiplatelet therapy. American Family Physician, 82(12), 1484–1489.

[3] Falck-Ytter, Y., Francis, C. W., Johanson, N. A., Curley, C., Dahl, O. E., Schulman, S., et al. (2012). Prevention of VTE in orthopedic surgery patients: Antithrombotic therapy and prevention of thrombosis, 9th ed: American college of chest physicians evidence-based clinical practice guidelines. Chest, 141(2, Supplement), e278S–e325S.

[4] Geerts, W. H., Bergqvist, D., Pineo, G. F., Heit, J. A., Samama, C. M., Lassen, M. R., et al. (2008). Prevention of venous thromboembolism: American college of chest physicians evidence-based clinical practice guidelines (8th edition). Chest, 133(6), 381S–453S.

[5] Geerts, W. H., Pineo, G. F., Heit, J. A., Bergqvist, D., Lassen, M. R., Colwell, C. W., et al. (2004). Prevention of venous thromboembolism: The seventh ACCP conference on antithrombotic and thrombolytic therapy. Chest, 126(3, Supplement), 338S–400S.

[6] NASS Evidence-Based Guideline Development Committee. (2009). Antithrombotic therapies in spine surgery North American Spine Society.

[7] Toker, S., Hak, D., & Morgan, S. (2011). Deep vein thrombosis prophylaxis in trauma patients. Thrombosis, 505373.

[8] van Veen, J. J., & Makris, M. (2015). Management of peri-operative anti-thrombotic therapy. Anaesthesia, 70, 58–e23.

[9] Whiting PS. (2016). Risk factors for deep venous Thrombosis following orthopaedic trauma surgery: An analysis of 56, 000 patients. 5(1), 2016 Jan 23; 5(1): e32915. doi: 10. 5812/atr. 32915. eCollection 2016.

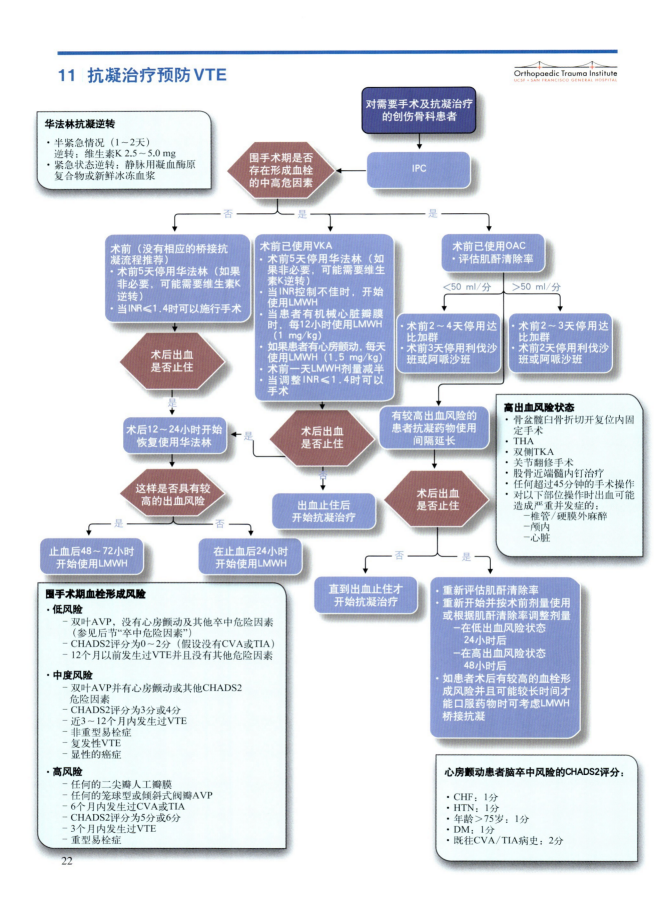

**华法林抗凝逆转**
- 半紧急情况（1～2天）
  逆转：维生素K 2.5～5.0 mg
- 紧急状态逆转：静脉用凝血酶原复合物或新鲜冰冻血浆

对需要手术及抗凝治疗的创伤骨科患者

IPC

围手术期是否存在形成血栓的中高危因素

否　　是　　是

**术前（没有相应的桥接抗凝流程推荐）**
- 术前5天停用华法林（如果非必要，可能需要维生素K逆转）
- 当INR≤1.4时可以施行手术

**术前已使用VKA**
- 术前5天停用华法林（如果非必要，可能需要维生素K逆转）
- 当INR控制不佳时，开始使用LMWH
- 当患者有机械心脏瓣膜时，每12小时使用LMWH（1 mg/kg）
- 如果患者有心房颤动，每天使用LMWH（1.5 mg/kg）
- 术前一天LMWH剂量减半
- 当调整INR≤1.4时可以手术

**术前已使用OAC**
- 评估肌酐清除率

<50 ml/分　　>50 ml/分

术前2～4天停用达比加群
术前3天停用利伐沙班或阿哌沙班

术前2～3天停用达比加群
术前2天停用利伐沙班或阿哌沙班

术后出血是否止住

是

术后12～24小时开始恢复使用华法林

是

术后出血是否止住

否

有较高出血风险的患者抗凝药物使用间隔延长

**高出血风险状态**
- 骨盆髋臼骨折切开复位内固定手术
- THA
- 双侧TKA
- 关节翻修手术
- 股骨近端髓内钉治疗
- 任何超过45分钟的手术操作
- 对以下部位操作时出血可能造成严重并发症的：
  - 椎管/硬膜外麻醉
  - 颅内
  - 心脏

这样是否具有较高的出血风险

是　　否

出血止住后开始抗凝治疗

术后出血是否止住

否　　是

止血后48～72小时开始使用LMWH

在止血后24小时开始使用LMWH

直到出血止住才开始抗凝治疗

**围手术期血栓形成风险**

·低风险
- 双叶AVP，没有心房颤动及其他卒中危险因素（参见后节"卒中危险因素"）
- CHADS2评分为0～2分（假设没有CVA或TIA）
- 12个月以前发生过VTE并且没有其他危险因素

·中度风险
- 双叶AVP并有心房颤动或其他CHADS2危险因素
- CHADS2评分为3分或4分
- 近3～12个月内发生过VTE
- 非重型易栓症
- 复发性VTE
- 显性的癌症

·高风险
- 任何的二尖瓣人工瓣膜
- 任何的笼球型或倾斜式阀瓣AVP
- 6个月内发生过CVA或TIA
- CHADS2评分为5分或6分
- 3个月内发生过VTE
- 重型易栓症

- 重新评估肌酐清除率
- 重新开始并按术前剂量使用或根据肌酐清除率调整剂量
  - 在低出血风险状态24小时后
  - 在高出血风险状态48小时后
- 如患者术后有较高的血栓形成风险并且可能较长时间才能口服药物时可考虑LMWH桥接抗凝

**心房颤动患者脑卒中风险的CHADS2评分：**

- CHF：1分
- HTN：1分
- 年龄>75岁：1分
- DM：1分
- 既往CVA/TIA病史：2分

*Lisa Pascual, MD*

## 术语缩略词

| | | |
|---|---|---|
| VTE | venous thromboembolism | 静脉血栓栓塞症 |
| IPC | intermittent pneumatic compression | 间隙充气加压装置 |
| VKA | vitamin K antagonist | 维生素 K 拮抗剂 |
| INR | international normalized ratio | 国际标准化比率 |
| LMWH | low molecular weight heparin | 低分子肝素 |
| OAC | new oral anticoagulant | 口服抗凝剂 |
| AVP | aortic valve prosthesis | 主动脉瓣人工瓣膜 |
| THA | total hip arthroplasty | 全髋关节置换 |
| TKA | total knee arthroplasty | 全膝关节置换 |
| CVA | cerebrovascular accident | 脑血管意外 |
| TIA | transient ischemic attack | 短暂性脑缺血发作 |
| CHF | congestive heart failure | 充血性心力衰竭 |
| HTN | hypertension | 高血压 |
| DM | diabetes mellitus | 糖尿病 |
| CHADS2 | congestive heart failure，hypertension，age >75y，diabetes mellitus，prior stroke and TIA | 充血性心力衰竭，高血压，年龄大于 75 岁，糖尿病，既往有卒中或短暂性脑缺血发作。前 4 个危险因素各 1 分，最后一个 2 分，是新的非瓣膜性房颤或者卒中一级预防风险评估方法 |

## 参考文献

[1] Douketis JD, Spyropoulos AC, Spencer FA, et al; American College of Chest Physicians. Perioperative management of antithrombotic therapy: Antithrombotic Therapy and Prevention of Thrombosis, 9th ed: American College of Chest Physicians Evidence-Based Clinical Practice Guidelines. Chest 2012; 141(2, Suppl): e326S–e350S.

[2] Gallego P, Apostolakis S, Lip GYH. Bridging evidence-based practice and practice-based evidence in periprocedural anticoagulation. Circulation 2012; 126(13): 1573–1576.

[3] van Veen JJ, Makris M. Management of peri-operative anti-thrombotic therapy. Anaesthesia 2015; 70(Suppl 1): 58–67, e21–e23.

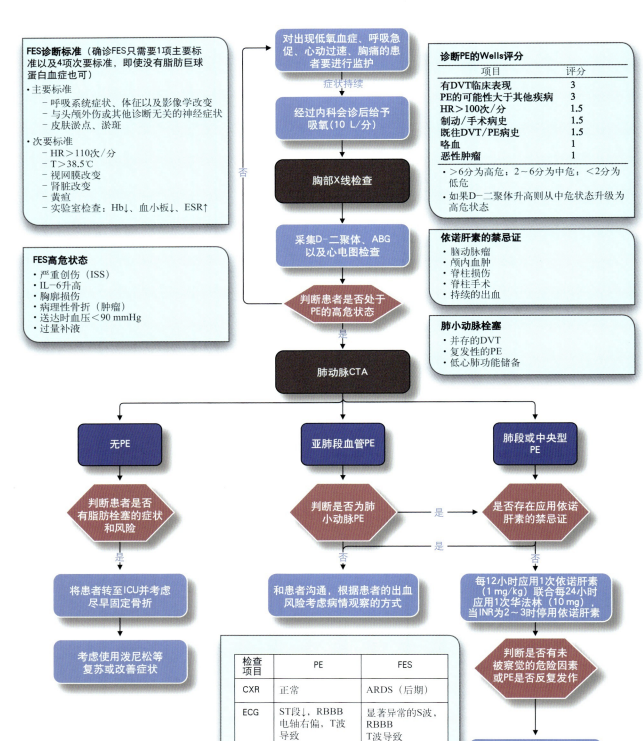

**FES诊断标准**（确诊FES只需要1项主要标准以及4项次要标准，即使没有脂肪巨球蛋白血症也可）
- 主要标准
  - 呼吸系统症状、体征以及影像学改变
  - 与头颅外伤或其他诊断无关的神经症状
  - 皮肤淤点、淤斑
- 次要标准
  - HR>110次/分
  - T>38.5℃
  - 视网膜改变
  - 肾脏改变
  - 黄疸
  - 实验室检查：Hb↓、血小板↓、ESR↑

**FES高危状态**
- 严重创伤（ISS）
- IL-6升高
- 胸廓损伤
- 病理性骨折（肿瘤）
- 送达时血压<90 mmHg
- 过量补液

对出现低氧血症、呼吸急促、心动过速、胸痛的患者要进行监护

症状持续

经过内科会诊后给予吸氧(10 L/分)

胸部X线检查

采集D-二聚体、ABG以及心电图检查

判断患者是否处于PE的高危状态

肺动脉CTA

**诊断PE的Wells评分**

| 项目 | 评分 |
|---|---|
| 有DVT临床表现 | 3 |
| PE的可能性大于其他疾病 | 3 |
| HR>100次/分 | 1.5 |
| 制动/手术病史 | 1.5 |
| 既往DVT/PE病史 | 1.5 |
| 咯血 | 1 |
| 恶性肿瘤 | 1 |

- >6分为高危；2~6分为中危；<2分为低危
- 如果D-二聚体升高则从中危状态升级为高危状态

**依诺肝素的禁忌证**
- 脑动脉瘤
- 颅内血肿
- 脊柱损伤
- 脊柱手术
- 持续的出血

**肺小动脉栓塞**
- 并存的DVT
- 复发性的PE
- 低心肺功能储备

无PE → 判断患者是否有脂肪栓塞的症状和风险 → 是 → 将患者转至ICU并考虑尽早固定骨折 → 考虑使用泼尼松等复苏或改善症状

亚肺段血管PE → 判断是否为肺小动脉PE → 是 → / 否 → 和患者沟通，根据患者的出血风险考虑病情观察的方式

肺段或中央型PE → 是否存在应用依诺肝素的禁忌证 → 是 / 否 → 每12小时应用1次依诺肝素（1 mg/kg）联合每24小时应用1次华法林（10 mg），当INR为2~3时停用依诺肝素 → 判断是否有未被察觉的危险因素或PE是否反复发作 → 考虑终身服用华法林

| 检查项目 | PE | FES |
|---|---|---|
| CXR | 正常 | ARDS（后期） |
| ECG | ST段↓，RBBB电轴右偏，T波导致 | 显著异常的S波，RBBB T波导致 |
| ABG | PaO₂↓ | PaO₂↓↑ |

*Meir T. Marmor, MD*

## 术语缩略词

| ABG | arterial blood gases | 动脉血气 |
| PE | pulmonary embolism | 肺栓塞 |
| CTA | computed tomography angiography | CT 血管造影 |
| ICU | intensive care unit | 重症监护治疗病房 |
| INR | international normalized ratio | 国际标准化比率 |
| FES | fat embolism syndrome | 脂肪栓塞综合征 |
| HR | heart rate | 心率 |
| Hb | hemoglobin | 血红蛋白 |
| ESR | erythrocyte sedimentation rate | 红细胞沉降率 |
| ISS | injury severity score | 损伤严重度评分 |
| CXR | chest X-ray | 胸部 X 线 |
| ECG | electrocardiogram | 心电图 |
| ARDS | acute respiratory distress syndrome | 急性呼吸窘迫综合征 |
| RBBB | right bundle branch block | 右束支传导阻滞 |

## 参考文献

[1] Wells PS, Anderson DR, Rodger M, et al. Derivation of a simple clinical model to categorize patients probability of pulmonary embolism: increasing the models utility with the SimpliRED D-dimer. Thromb Haemost 2000; 83(3): 416–420.

[2] Goodman LR. Small pulmonary emboli: what do we know? Radiology 2005; 234(3): 654–658.

[3] Gurd AR, Wilson RI. The fat embolism syndrome. J Bone Joint Surg Br 1974; 56B(3): 408–416.

[4] White T, Petrisor BA, Bhandari M. Prevention of fat embolism syndrome. Injury 2006; 37(Suppl 4): S59–S67 Review.

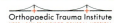

**HO风险**

- 颅脑损伤
- 既往HO病史
- HO家族史
- 已经存在HO
- 暴露广泛的髋部手术
- 多发伤
- 椎管损伤
- 强直性脊柱炎
- DISH

**预防性治疗**

- NSAID
    - 吲哚美辛75 mg/d，维持10～42天
- 放射治疗
    - 术前或术后72小时内，照射剂量700 cGy，少于4小时

**HO的症状、体征和并发症**

- 皮肤红斑
- 肿胀
- 发热
- 关节活动减弱
- 血管神经压迫
- 严重疼痛

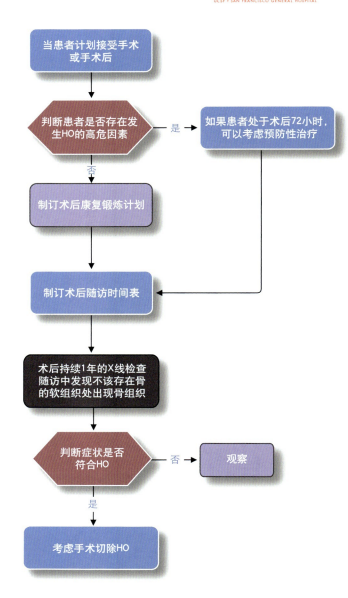

*Harry Jergesen, MD*

## 术语缩略词

| | | |
|---|---|---|
| HO | heterotopic ossification | 异位骨化 |
| DISH | diffuse idiopathic skeletal hyperostosis | 弥漫性特发性骨质增生症 |
| NSAID | nonsteroidal anti-inflammatory drug | 非甾体抗炎药 |

## 参考文献

Board TN, Karva A, Board RE, Gambhir AK, Porter ML. The prophylaxis and treatment of heterotopic ossification following lower limb arthroplasty. J Bone Joint Surg Br 2007; 89(4): 434–440.

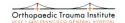

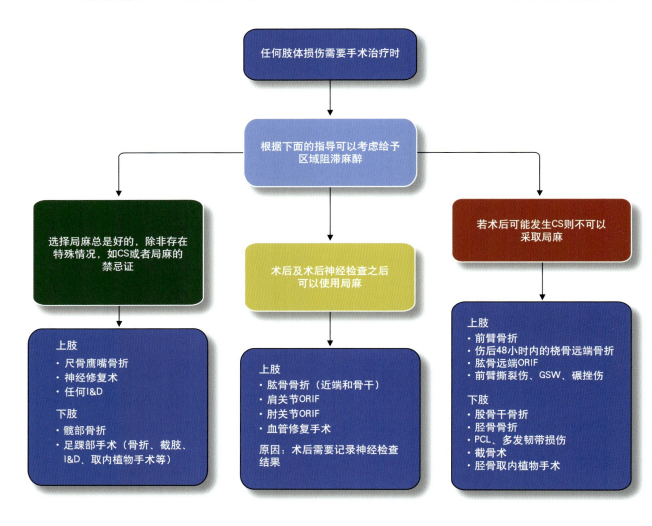

任何肢体损伤需要手术治疗时

根据下面的指导可以考虑给予区域阻滞麻醉

选择局麻总是好的，除非存在特殊情况，如CS或者局麻的禁忌证

术后及术后神经检查之后可以使用局麻

若术后可能发生CS则不可以采取局麻

**上肢**
- 尺骨鹰嘴骨折
- 神经修复术
- 任何I&D

**下肢**
- 髋部骨折
- 足踝部手术（骨折、截肢、I&D、取内植物手术等）

**上肢**
- 肱骨骨折（近端和骨干）
- 肩关节ORIF
- 肘关节ORIF
- 血管修复手术

原因：术后需要记录神经检查结果

**上肢**
- 前臂骨折
- 伤后48小时内的桡骨远端骨折
- 肱骨远端ORIF
- 前臂撕裂伤、GSW、碾挫伤

**下肢**
- 股骨干骨折
- 胫骨骨折
- PCL、多发韧带损伤
- 截骨术
- 胫骨取内植物手术

**局麻的禁忌证**
- 需要的麻醉药剂量已经超过了最大剂量
- 局麻药注射部位存在感染
- 对局麻药过敏
- 已经存在神经病理性改变

**局麻的相对禁忌证**
- 患者失智
- 孩子
- 出血功能紊乱

*Meir T. Marmor, MD*

## 术语缩略词

| | | |
|---|---|---|
| CS | compartment syndrome | 骨筋膜室综合征 |
| I&D | irrigation & debridement | 灌洗清创术 |
| ORIF | open reduction internal fixation | 切开复位内固定 |
| GSW | gun shot wound | 枪战伤 |
| PCL | posterior cruciate ligament | 后交叉韧带 |

## 参考文献

[1] Bruce BG, Green A, Blaine TA, Wesner LV. Brachial plexus blocks for upper extremity orthopaedic surgery. *J Am Acad Orthop Surg*. Jan 2012; 20(1): 38–47.

[2] Wu CL, Rouse LM, Chen JM, Miller RJ. Comparison of postoperative pain in patients receiving interscalene block or general anesthesia for shoulder surgery. *Orthopedics*. Jan 2002; 25(1): 45–48.

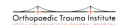

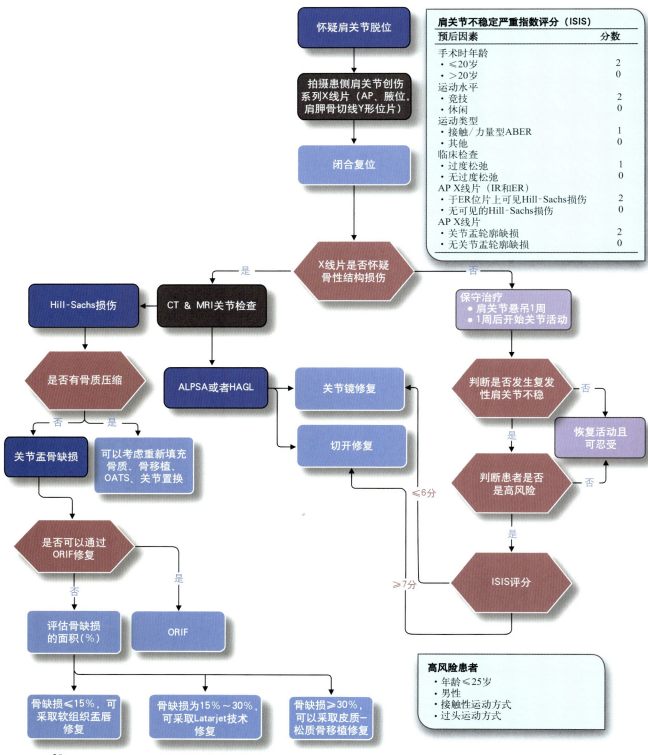

**肩关节不稳定严重指数评分（ISIS）**

| 预后因素 | 分数 |
|---|---|
| 手术时年龄 | |
| · ≤20岁 | 2 |
| · >20岁 | 0 |
| 运动水平 | |
| · 竞技 | 2 |
| · 休闲 | 0 |
| 运动类型 | |
| · 接触/力量型ABER | 1 |
| · 其他 | 0 |
| 临床检查 | |
| · 过度松弛 | 1 |
| · 无过度松弛 | 0 |
| AP X线片（IR和ER） | |
| · 于ER位片上可见Hill‑Sachs损伤 | 2 |
| · 无可见的Hill‑Sachs损伤 | 0 |
| AP X线片 | |
| · 关节盂轮廓缺损 | 2 |
| · 无关节盂轮廓缺损 | 0 |

怀疑肩关节脱位

拍摄患侧肩关节创伤系列X线片（AP、腋位、肩胛骨切线Y形位片）

闭合复位

X线片是否怀疑骨性结构损伤 —是→ —否→

CT & MRI关节检查

Hill‑Sachs损伤

ALPSA或者HAGL

保守治疗
● 肩关节悬吊1周
● 1周后开始关节活动

是否有骨质压缩 —否— —是—

关节镜修复

切开修复

判断是否发生复发性肩关节不稳 —否→

恢复活动且可忍受

关节盂骨缺损

可以考虑重新填充骨质、骨移植、OATS、关节置换

判断患者是否是高风险 —否→

是否可以通过ORIF修复 —否— —是—

ISIS评分 ≤6分 ≥7分

评估骨缺损的面积（%）

ORIF

骨缺损≤15%，可采取软组织盂唇修复

骨缺损为15%～30%，可采取Latarjet技术修复

骨缺损≥30%，可以采取皮质‑松质骨移植修复

**高风险患者**
· 年龄≤25岁
· 男性
· 接触性运动方式
· 过头运动方式

*Nicolas Lee, MD*

## 术语缩略词

| | | |
|---|---|---|
| AP | anterior posterior | 前后位 |
| ALPSA | anterior labroligamentous periosteal sleeve avulsion | 前盂唇骨膜袖套样撕脱 |
| HAGL | humeral avulsion of the glenohumeral ligament | 盂肱韧带肱骨侧撕裂 |
| OATS | osteochondral autograft transfer system | 骨软骨自体移植系统 |
| ORIF | open reduction internal fixation | 切开复位内固定 |
| ISIS | instability severity index score | 不稳定严重指数评分 |
| ABER | abduction external rotation | 外展外旋 |
| IR | internal rotation | 内旋 |
| ER | external rotation | 外旋 |

## 参考文献

[1] Balg F, Boileau P. The instability severity index score. A simple pre-operative score to select patients for arthroscopic or open shoulder stabilisation. J Bone Joint Surg Br 2007; 89(11): 1470–1477.

[2] Allain J, Goutallier D, Glorion C. Long-term results of the Latarjet procedure for the treatment of anterior instability of the shoulder. J Bone Joint Surg Am 1998; 80(6): 841–852.

[3] Øster A. Recurrent anterior dislocation of the shoulder treated by the Eden-Hybinette operation. Follow-up on 78 cases. Acta Orthop Scand 1969; 40(1): 43–52.

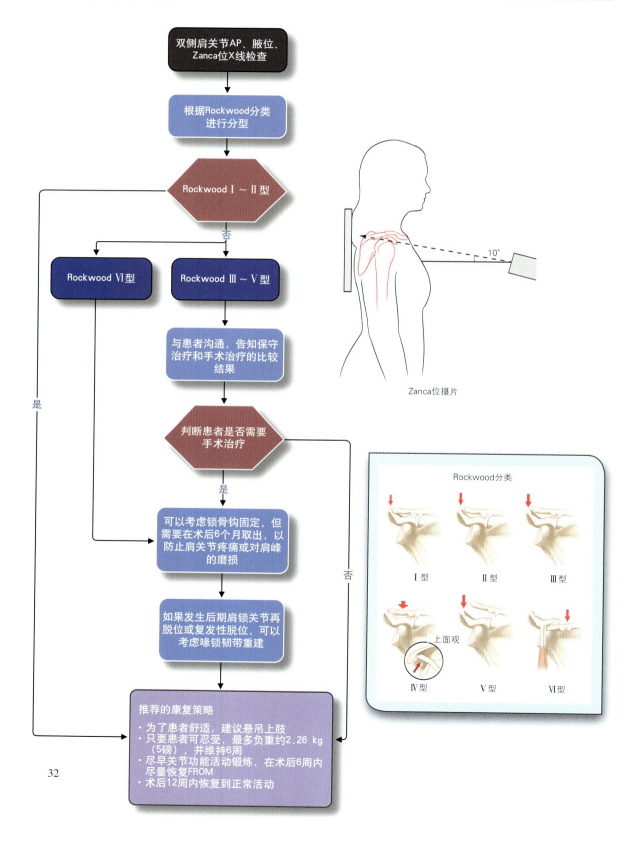

Zanca位摄片

Rockwood分类

Ⅰ型　Ⅱ型　Ⅲ型

Ⅳ型（上面观）　Ⅴ型　Ⅵ型

双侧肩关节AP、腋位、Zanca位X线检查

根据Rockwood分类进行分型

Rockwood Ⅰ~Ⅱ型

Rockwood Ⅵ型

Rockwood Ⅲ~Ⅴ型

与患者沟通，告知保守治疗和手术治疗的比较结果

判断患者是否需要手术治疗

可以考虑锁骨钩固定，但需要在术后6个月取出，以防止肩关节疼痛或对肩峰的磨损

如果发生后期肩锁关节再脱位或复发性脱位，可以考虑喙锁韧带重建

推荐的康复策略
• 为了患者舒适，建议悬吊上肢
• 只要患者可忍受，最多负重约2.26 kg（5磅），并维持6周
• 尽早关节功能活动锻炼，在术后6周内尽量恢复FROM
• 术后12周内恢复到正常活动

*Meir T. Marmor, MD*

## 术语缩略词

| AP | anterior posterior | 前后位 |
| FROM | full range of motion | 全范围关节活动 |

## 参考文献

Canadian Orthopaedic Trauma Society. Multicenter Randomized Clinical Trial of Nonoperative Versus Operative Treatment of Acute Acromio-Clavicular Joint Dislocation. J Orthop Trauma 2015; 29(11): 479–487.

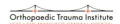
**SCD的症状**

- 肿胀
- 呼吸急促
- 吞咽困难
- 畸形

**SCD伴随的损伤**

- 肺部损伤
- 支气管损伤
- 血管损伤
- 神经损伤：膈神经损伤和臂丛损伤
- CVA
- 食道损伤

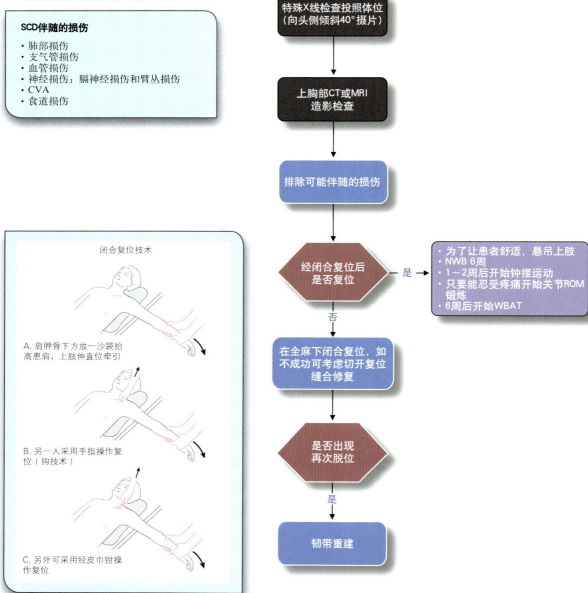

闭合复位技术

A. 肩胛骨下方放一沙袋抬高患肩，上肢伸直位牵引

B. 另一人采用手指操作复位（钩技术）

C. 另外可采用经皮巾钳操作复位

临床表现高度提示SCD损伤

↓

特殊X线检查投照体位（向头侧倾斜40°摄片）

↓

上胸部CT或MRI造影检查

↓

排除可能伴随的损伤

↓

经闭合复位后是否复位 —是→ 
- 为了让患者舒适，悬吊上肢
- NWB 6周
- 1～2周后开始钟摆运动
- 只要能忍受疼痛开始关节ROM锻炼
- 6周后开始WBAT

否 ↓

在全麻下闭合复位，如不成功可考虑切开复位缝合修复

↓

是否出现再次脱位

是 ↓

韧带重建

*Utku Kandemir, MD*

## 术语缩略词

| | | |
|---|---|---|
| SCD | sternoclavicular dislocation | 胸锁关节脱位 |
| CVA | cerebrovascular accident | 脑血管意外 |
| NWB | non weight bearing | 非负重 |
| ROM | range of motion | 活动范围 |
| WBAT | weight bearing as tolerated | 可以忍受负重 |

## 参考文献

Eskola A, Vainionpää S, Vastamäki M, Slätis P, Rokkanen P. Operation for old sternoclavicular dislocation. Results in 12 cases. J Bone Joint Surg Br 1989; 71(1): 63–65.

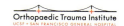

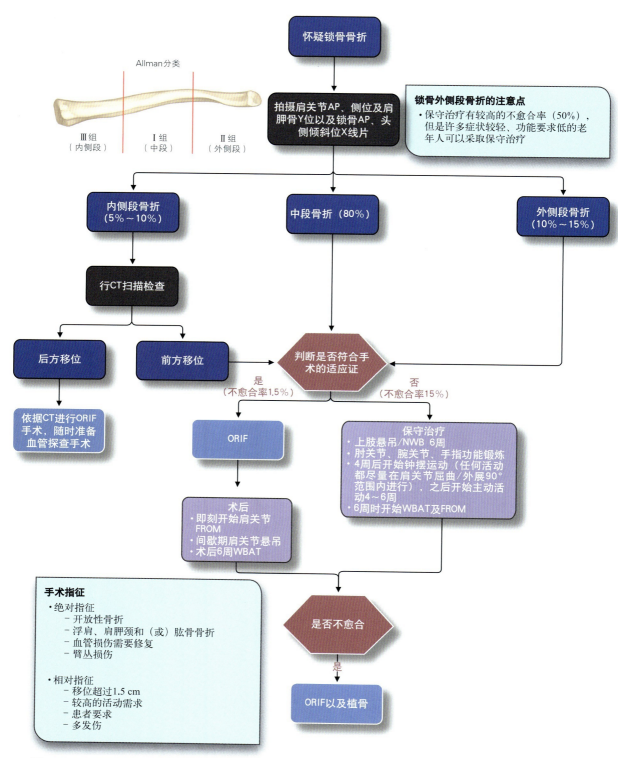

Allman分类

Ⅲ组
（内侧段）　Ⅰ组
（中段）　Ⅱ组
（外侧段）

怀疑锁骨骨折

拍摄肩关节AP、侧位及肩胛骨Y位以及锁骨AP、头侧倾斜位X线片

**锁骨外侧段骨折的注意点**
· 保守治疗有较高的不愈合率（50%），但是许多症状较轻、功能要求低的老年人可以采取保守治疗

内侧段骨折
（5%~10%）

中段骨折（80%）

外侧段骨折
（10%~15%）

行CT扫描检查

后方移位

前方移位

判断是否符合手术的适应证

是
（不愈合率1.5%）

否
（不愈合率15%）

依据CT进行ORIF手术，随时准备血管探查手术

ORIF

保守治疗
· 上肢悬吊/NWB 6周
· 肘关节、腕关节、手指功能锻炼
· 4周后开始钟摆运动（任何活动都尽量在肩关节屈曲/外展90°范围内进行），之后开始主动活动4~6周
· 6周时开始WBAT及FROM

术后
· 即刻开始肩关节FROM
· 间歇期肩关节悬吊
· 术后6周WBAT

**手术指征**
· 绝对指征
　- 开放性骨折
　- 浮肩、肩胛颈和（或）肱骨骨折
　- 血管损伤需要修复
　- 臂丛损伤

· 相对指征
　- 移位超过1.5 cm
　- 较高的活动需求
　- 患者要求
　- 多发伤

是否不愈合

是

ORIF以及植骨

*Paul Toogood, MD*

## 术语缩略词

| | | |
|---|---|---|
| AP | anterior posterior | 前后位 |
| ORIF | open reduction internal fixation | 切开复位内固定 |
| FROM | full range of motion | 全范围关节活动 |
| WBAT | weight bearing as tolerated | 可以忍受负重 |
| NWB | non weight bearing | 非负重 |

## 参考文献

[1] McKee RC, Whelan DB, Schemitsch EH, McKee MD. Operative versus nonoperative care of displaced midshaft clavicular fractures: a meta-analysis of randomized clinical trials. J Bone Joint Surg Am 2012; 94(8): 675–684.

[2] Khan LA, Bradnock TJ, Scott C, Robinson CM. Fractures of the clavicle. J Bone Joint Surg Am 2009; 91(2): 447–460.

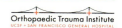

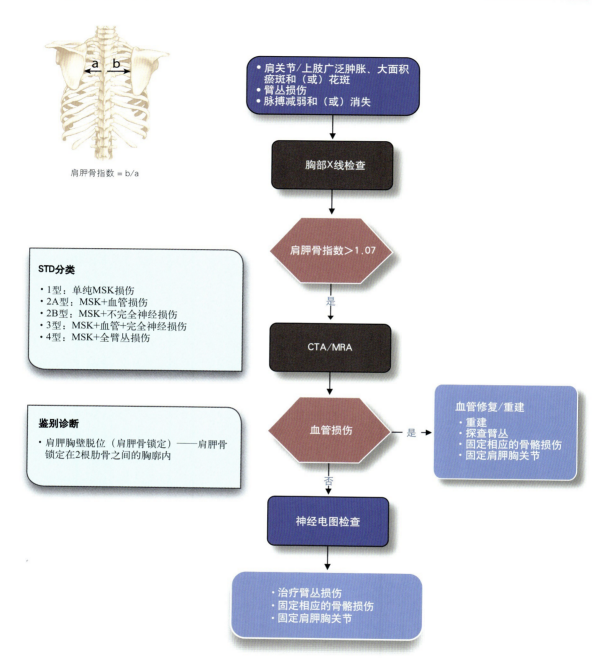

肩胛骨指数 = b/a

**STD分类**

- 1型：单纯MSK损伤
- 2A型：MSK+血管损伤
- 2B型：MSK+不完全神经损伤
- 3型：MSK+血管+完全神经损伤
- 4型：MSK+全臂丛损伤

**鉴别诊断**

- 肩胛胸壁脱位（肩胛骨锁定）——肩胛骨锁定在2根肋骨之间的胸廓内

- 肩关节/上肢广泛肿胀、大面积瘀斑和（或）花斑
- 臂丛损伤
- 脉搏减弱和（或）消失

胸部X线检查

肩胛骨指数＞1.07

是

CTA/MRA

血管损伤

是 → 血管修复/重建
- 重建
- 探查臂丛
- 固定相应的骨骼损伤
- 固定肩胛胸关节

否

神经电图检查

- 治疗臂丛损伤
- 固定相应的骨骼损伤
- 固定肩胛胸关节

*Utku Kandemir, MD*

## 术语缩略词

| | | |
|---|---|---|
| STD | scapulothoracic dissociation | 肩胛胸壁分离 |
| CTA | computed tomography angiography | CT 血管造影 |
| MRA | magnetic resonance angiography | 磁共振血管造影 |
| MSK | musculoskeletal | 肌肉骨骼 |

## 参考文献

[1] Zelle BA, Pape HC, Gerich TG, Garapati R, Ceylan B, Krettek C. Functional outcome following scapulothoracic dissociation. J Bone Joint Surg Am 2004; 86–A(1): 2–8.

[2] Hollinshead R, James KW. Scapulothoracic dislocation (locked scapula). A case report. J Bone Joint Surg Am 1979; 61(7): 1102–1103.

[3] Oreck SL, Burgess A, Levine AM. Traumatic lateral displacement of the scapula: a radiographic sign of neurovascular disruption. J Bone Joint Surg Am 1984; 66(5): 758–763.

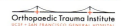

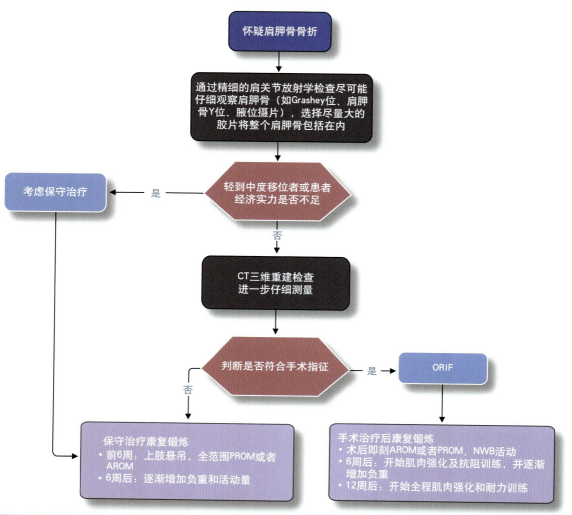

怀疑肩胛骨骨折

通过精细的肩关节放射学检查尽可能仔细观察肩胛骨（如Grashey位、肩胛骨Y位、腋位摄片），选择尽量大的胶片将整个肩胛骨包括在内

轻到中度移位者或患者经济实力是否不足 —— 是 → 考虑保守治疗

否

CT三维重建检查进一步仔细测量

判断是否符合手术指征 —— 是 → ORIF

否

保守治疗康复锻炼
- 前6周：上肢悬吊，全范围PROM或者AROM
- 6周后：逐渐增加负重和活动量

手术治疗后康复锻炼
- 术后即刻AROM或者PROM、NWB活动
- 6周后：开始肌肉强化及抗阻训练，并逐渐增加负重
- 12周后：开始全程肌肉强化和耐力训练

**手术指征及测量技巧**
- 关节内台阶/错位
  - 相对：≥3～10 mm
  - 相对：20%～30%的关节盂受累
- 内移
  - 相对：≥10～20 mm
- 盂极角
  - 相对：≤20°～22°
- 成角
  - 相对：≥30°～45°

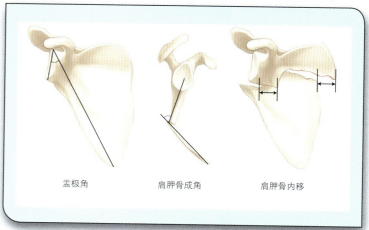

盂极角　　　　肩胛骨成角　　　　肩胛骨内移

*Utku Kandemir, MD*

## 术语缩略词

| | | |
|---|---|---|
| ORIF | open reduction internal fixation | 切开复位内固定 |
| PROM | passive range of motion | 被动活动范围 |
| AROM | active range of motion | 主动活动范围 |
| NWB | non weight bearing | 非负重 |

## 参考文献

Cole PA, Gauger EM, Schroder LK. Management of scapular fractures. J Am Acad Orthop Surg 2012; 20(3): 130–141.

Orthopaedic Trauma Institute
UCSF · SAN FRANCISCO GENERAL HOSPITAL

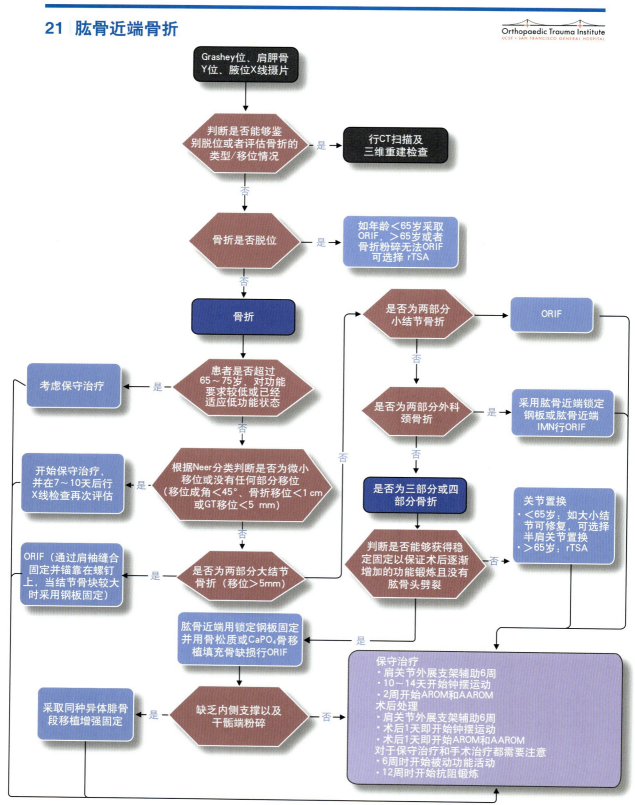

*Utku Kandemir, MD*

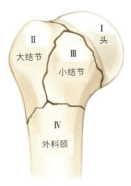

肱骨近端骨折分部

## 术语缩略词

| ORIF | open reduction internal fixation | 切开复位内固定 |
| rTSA | reverse total shoulder replacement | 反式全肩关节置换 |
| IMN | intramedullary nail | 髓内钉 |
| AAROM | active assisted range of motion | 主动辅助活动训练 |
| AROM | active range of motion | 主动活动范围 |
| GT | great tuberosity | 肱骨大结节 |

## 参考文献

Neer CS II. Displaced proximal humeral fractures. I. Classification and evaluation. J Bone Joint Surg Am 1970; 52(6): 1077–1089.

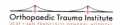
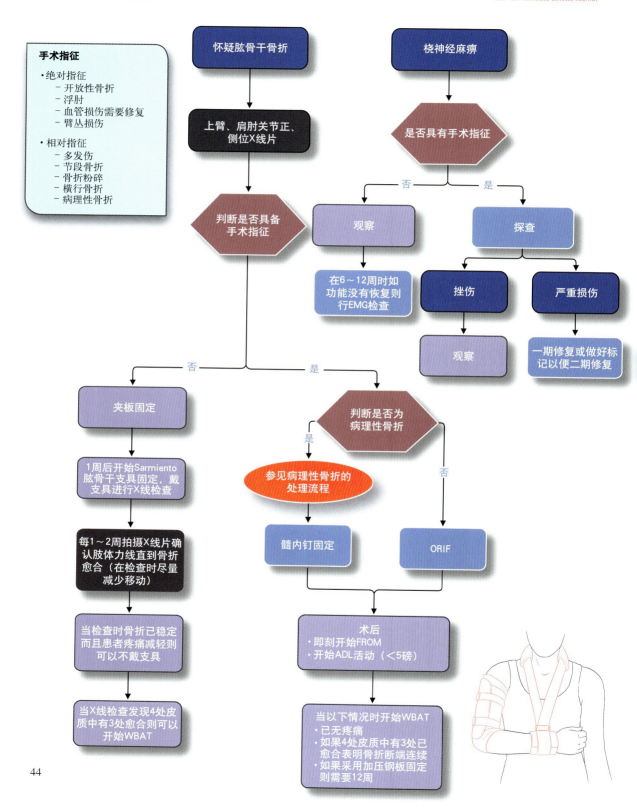

*Paul Toogood, MD*

## 术语缩略词

| | | |
|---|---|---|
| EMG | electromyography | 肌电图 |
| WBAT | weight bearing as tolerated | 可以忍受负重 |
| FROM | full range of motion | 全范围关节活动 |
| ADL | activity of daily living | 日常生活能力 |
| ORIF | open reduction internal fixation | 切开复位内固定 |

## 参考文献

[1] Sarmiento A, Kinman PB, Galvin EG, Schmitt RH, Phillips JG. Functional bracing of fractures of the shaft of the humerus. J Bone Joint Surg Am 1977; 59(5): 596–601.

[2] Wang X, Chen Z, Shao Y, Ma Y, Fu D, Xia Q. A meta-analysis of plate fixation versus intramedullary nailing for humeral shaft fractures. J Orthop Sci 2013; 18(3): 388–397.

[3] Sarahrudi K, Wolf H, Funovics P, Pajenda G, Hausmann JT, Vécsei V. Surgical treatment of pathological fractures of the shaft of the humerus. J Trauma 2009; 66(3): 789–794.

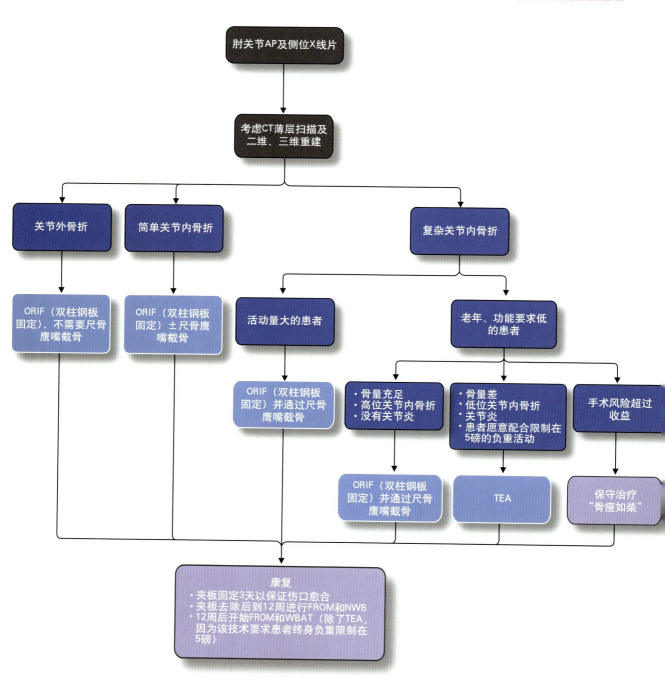

肘关节AP及侧位X线片

考虑CT薄层扫描及二维、三维重建

关节外骨折

简单关节内骨折

复杂关节内骨折

ORIF（双柱钢板固定），不需要尺骨鹰嘴截骨

ORIF（双柱钢板固定）±尺骨鹰嘴截骨

活动量大的患者

老年、功能要求低的患者

ORIF（双柱钢板固定）并通过尺骨鹰嘴截骨

- 骨量充足
- 高位关节内骨折
- 没有关节炎

- 骨量差
- 低位关节内骨折
- 关节炎
- 患者愿意配合限制在5磅的负重活动

手术风险超过收益

ORIF（双柱钢板固定）并通过尺骨鹰嘴截骨

TEA

保守治疗"骨瘦如柴"

康复
- 夹板固定3天以保证伤口愈合
- 夹板去除后到12周进行FROM和NWB
- 12周后开始FROM和WBAT（除了TEA，因为该技术要求患者终身负重限制在5磅）

*Paul Toogood, MD*

## 术语缩略词

| | | |
|---|---|---|
| AP | anterior posterior | 前后位 |
| ORIF | open reduction internal fixation | 切开复位内固定 |
| TEA | total elbow arthroplasty | 全肘关节置换 |
| FROM | full range of motion | 全范围关节活动 |
| WBAT | weight bearing as tolerated | 可以忍受负重 |
| NWB | non weight bearing | 非负重 |

## 参考文献

[1] McKee MD, Veillette CJ, Hall JA, et al. A multicenter, prospective, randomized, controlled trial of open reduction—internal fixation versus total elbow arthroplasty for displaced intra-articular distal humeral fractures in elderly patients. J Shoulder Elbow Surg 2009; 18(1): 3–12.

[2] Caravaggi P, Laratta JL, Yoon RS, et al. Internal fixation of the distal humerus: a comprehensive biomechanical study evaluating current fixation techniques. J Orthop Trauma 2014; 28(4): 222–226.

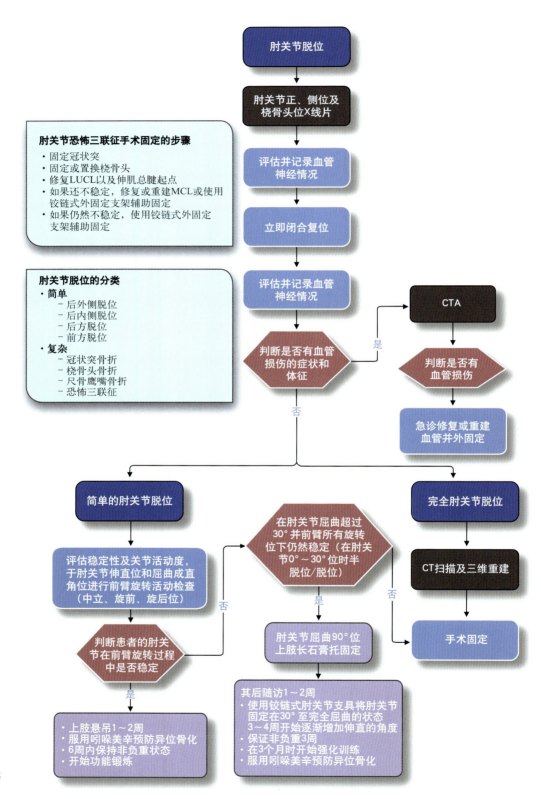

肘关节脱位

肘关节正、侧位及桡骨头位X线片

评估并记录血管神经情况

立即闭合复位

评估并记录血管神经情况

判断是否有血管损伤的症状和体征

CTA

判断是否有血管损伤

急诊修复或重建血管并外固定

**肘关节恐怖三联征手术固定的步骤**
- 固定冠状突
- 固定或置换桡骨头
- 修复LUCL以及伸肌总腱起点
- 如果还不稳定，修复或重建MCL或使用铰链式外固定支架辅助固定
- 如果仍然不稳定，使用铰链式外固定支架辅助固定

**肘关节脱位的分类**
- 简单
    - 后外侧脱位
    - 后内侧脱位
    - 后方脱位
    - 前方脱位
- 复杂
    - 冠状突骨折
    - 桡骨头骨折
    - 尺骨鹰嘴骨折
    - 恐怖三联征

简单的肘关节脱位

评估稳定性及关节活动度，于肘关节伸直位和屈曲成直角位进行前臂旋转活动检查（中立、旋前、旋后位）

判断患者的肘关节在前臂旋转过程中是否稳定

在肘关节屈曲超过30°并前臂所有旋转位下仍然稳定（在肘关节0°～30°位时半脱位/脱位）

完全肘关节脱位

CT扫描及三维重建

手术固定

肘关节屈曲90°位上肢长石膏托固定

上肢悬吊1～2周
- 服用吲哚美辛预防异位骨化
- 6周内保持非负重状态
- 开始功能锻炼

其后随访1～2周
- 使用铰链式肘关节支具将肘关节固定在30°至完全屈曲的状态3～4周开始逐渐增加伸直的角度
- 保证非负重3周
- 在3个月时开始强化训练
- 服用吲哚美辛预防异位骨化

*Utku Kandermir, MD*

## 术语缩略词

| | | |
|---|---|---|
| LUCL | lateral ulnar collateral ligament | 外侧尺骨副韧带 |
| MCL | medial collateral ligament | 内侧副韧带 |
| CTA | computed tomography angiography | CT 血管造影 |

## 参考文献

Pugh DM, Wild LM, Schemitsch EH, King GJ, McKee MD. Standard surgical protocol to treat elbow dislocations with radial head and coronoid fractures. J Bone Joint Surg Am 2004; 86–A(6): 1122–1130.

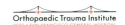

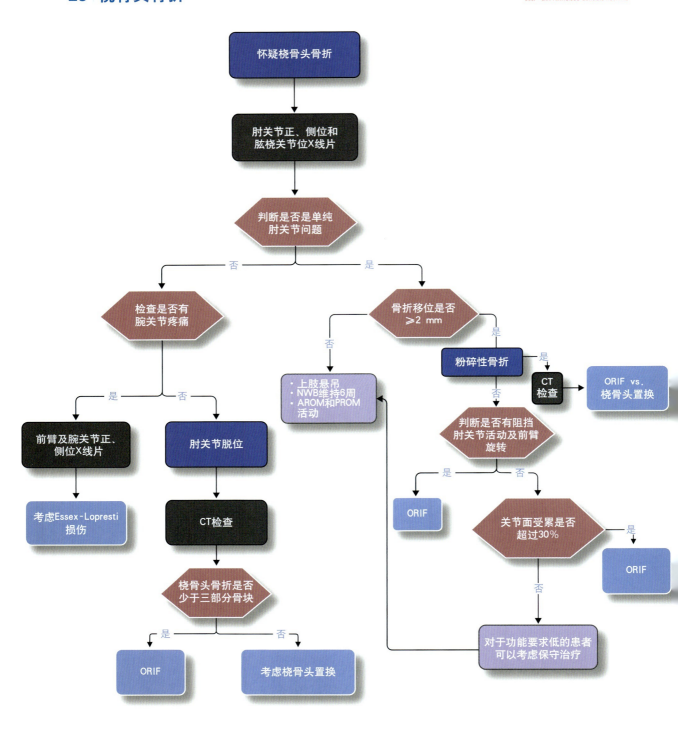

*Nicolas Lee, MD*

## 术语缩略词

| | | |
|---|---|---|
| ORIF | open reduction internal fixation | 切开复位内固定 |
| NWB | non weight bearing | 非负重 |
| AROM | active range of motion | 主动活动范围 |
| PROM | passive range of motion | 被动活动范围 |

## 参考文献

[1] Yoon A, Athwal GS, Faber KJ, King GJ. Radial head fractures. J Hand Surg Am 2012; 37(12): 2626–2634.

[2] Tejwani NC, Mehta H. Fractures of the radial head and neck: current concepts in management. J Am Acad Orthop Surg 2007; 15(7): 380–387.

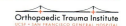
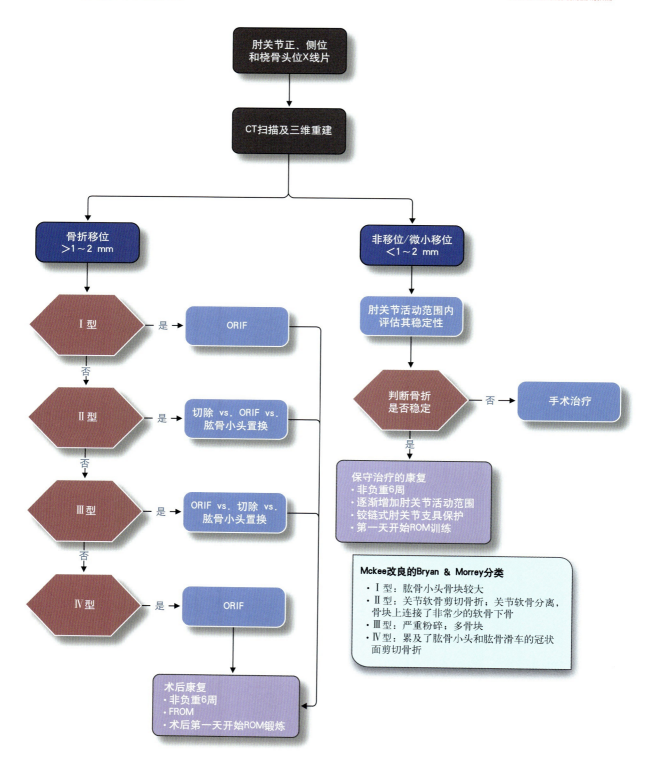

肘关节正、侧位和桡骨头位X线片

↓

CT扫描及三维重建

**骨折移位 >1～2 mm**

**非移位/微小移位 <1～2 mm**

Ⅰ型 —是→ ORIF

↓否

Ⅱ型 —是→ 切除 vs. ORIF vs. 肱骨小头置换

↓否

Ⅲ型 —是→ ORIF vs. 切除 vs. 肱骨小头置换

↓否

Ⅳ型 —是→ ORIF

肘关节活动范围内评估其稳定性

↓

判断骨折是否稳定 —否→ 手术治疗

↓是

**保守治疗的康复**
·非负重6周
·逐渐增加肘关节活动范围
·铰链式肘关节支具保护
·第一天开始ROM训练

**术后康复**
·非负重6周
·FROM
·术后第一天开始ROM锻炼

**Mckee改良的Bryan & Morrey分类**
· Ⅰ型：肱骨小头骨块较大
· Ⅱ型：关节软骨剪切骨折；关节软骨分离，骨块上连接了非常少的软骨下骨
· Ⅲ型：严重粉碎；多骨块
· Ⅳ型：累及了肱骨小头和肱骨滑车的冠状面剪切骨折

*Utku Kandemir, MD*

## 术语缩略词

| | | |
|---|---|---|
| ORIF | open reduction internal fixation | 切开复位内固定 |
| FROM | full range of motion | 全范围关节活动 |
| ROM | range of motion | 活动范围 |

## 参考文献

McKee MD, Jupiter JB, Bamberger HB. Coronal shear fractures of the distal end of the humerus. J Bone Joint Surg Am 1996; 78(1): 49–54.

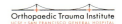

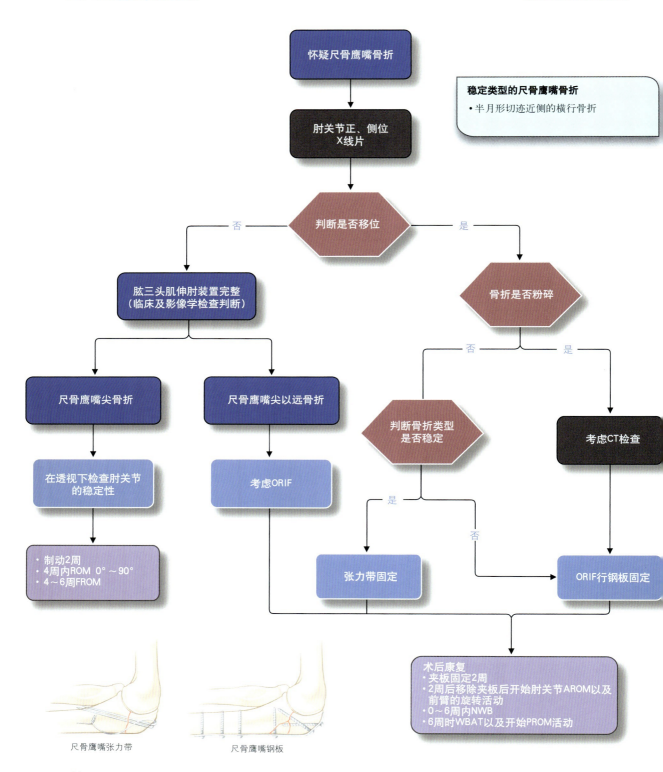

怀疑尺骨鹰嘴骨折

肘关节正、侧位
X线片

**稳定类型的尺骨鹰嘴骨折**
• 半月形切迹近侧的横行骨折

判断是否移位

否

是

肱三头肌伸肘装置完整
（临床及影像学检查判断）

骨折是否粉碎

否

是

尺骨鹰嘴尖骨折

尺骨鹰嘴尖以远骨折

判断骨折类型
是否稳定

考虑CT检查

在透视下检查肘关节
的稳定性

考虑ORIF

是

否

• 制动2周
• 4周内ROM 0°～90°
• 4～6周FROM

张力带固定

ORIF行钢板固定

尺骨鹰嘴张力带

尺骨鹰嘴钢板

**术后康复**
• 夹板固定2周
• 2周后移除夹板后开始肘关节AROM以及前臂的旋转活动
• 0～6周内NWB
• 6周时WBAT以及开始PROM活动

*Nicolas Lee, MD*

## 术语缩略词

| | | |
|---|---|---|
| ORIF | open reduction internal fixation | 切开复位内固定 |
| ROM | range of motion | 活动范围 |
| FROM | full range of motion | 全范围关节活动 |
| AROM | active range of motion | 主动活动范围 |
| NWB | non weight bearing | 非负重 |
| WBAT | weight bearing as tolerated | 可以忍受负重 |
| PROM | passive range of motion | 被动活动范围 |

## 参考文献

Baecher N, Edwards S. Olecranon fractures. J Hand Surg Am 2013; 38(3): 593–604.

Orthopaedic Trauma Institute
UCSF • SAN FRANCISCO GENERAL HOSPITAL

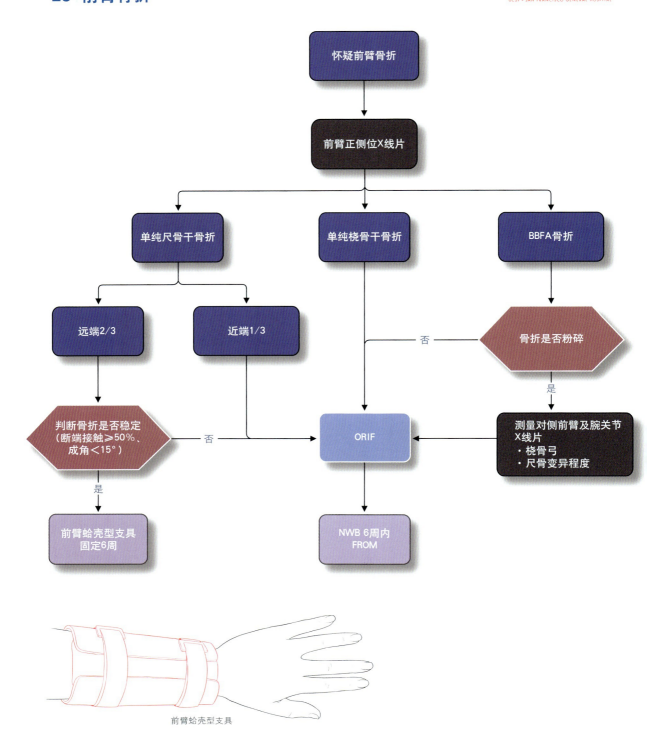

前臂蛤壳型支具

*Nicolas Lee, MD*

## 术语缩略词

| | | |
|---|---|---|
| BBFA | both bone forearm | 前臂双骨 |
| ORIF | open reduction internal fixation | 切开复位内固定 |
| FROM | full range of motion | 全范围关节活动 |
| NWB | non weight bearing | 非负重 |

## 参考文献

[1] Schulte LM, Meals CG, Neviaser RJ. Management of adult diaphyseal both-bone forearm fractures. J Am Acad Orthop Surg 2014; 22(7): 437–446.

[2] Rouleau DM, Sandman E, van Riet R, Galatz LM. Management of fractures of the proximal ulna. J Am Acad Orthop Surg 2013; 21(3): 149–160.

[3] Schemitsch EH, Richards RR. The effect of malunion on functional outcome after plate fixation of fractures of both bones of the forearm in adults. J Bone Joint Surg Am 1992; 74(7): 1068–1078.

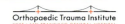

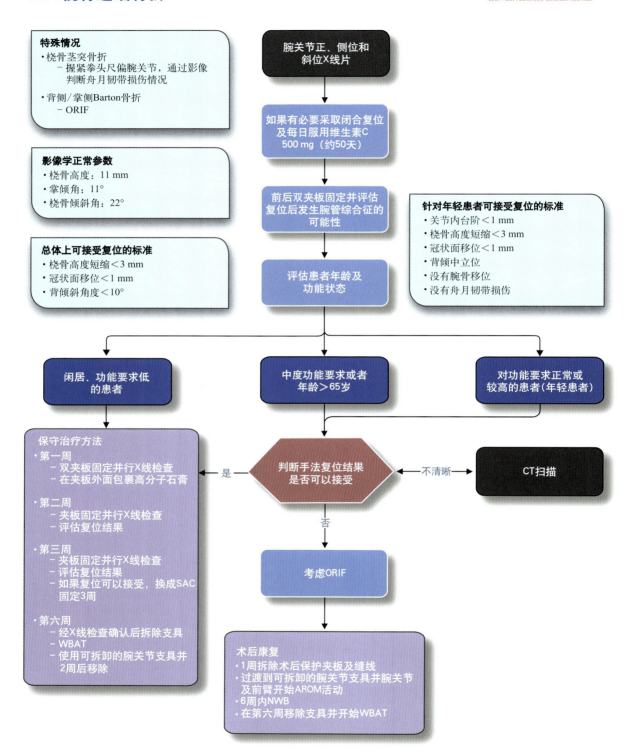

**特殊情况**
- 桡骨茎突骨折
  - 握紧拳头尺偏腕关节，通过影像判断舟月韧带损伤情况
- 背侧/掌侧Barton骨折
  - ORIF

**影像学正常参数**
- 桡骨高度：11 mm
- 掌倾角：11°
- 桡骨倾斜角：22°

**总体上可接受复位的标准**
- 桡骨高度短缩＜3 mm
- 冠状面移位＜1 mm
- 背倾斜角度＜10°

腕关节正、侧位和斜位X线片

如果有必要采取闭合复位及每日服用维生素C 500 mg（约50天）

前后双夹板固定并评估复位后发生腕管综合征的可能性

**针对年轻患者可接受复位的标准**
- 关节内台阶＜1 mm
- 桡骨高度短缩＜3 mm
- 冠状面移位＜1 mm
- 背倾中立位
- 没有腕骨移位
- 没有舟月韧带损伤

评估患者年龄及功能状态

闲居、功能要求低的患者

中度功能要求或者年龄＞65岁

对功能要求正常或较高的患者（年轻患者）

**保守治疗方法**
- 第一周
  - 双夹板固定并行X线检查
  - 在夹板外面包裹高分子石膏
- 第二周
  - 夹板固定并行X线检查
  - 评估复位结果
- 第三周
  - 夹板固定并行X线检查
  - 评估复位结果
  - 如果复位可以接受，换成SAC固定3周
- 第六周
  - 经X线检查确认后拆除支具
  - WBAT
  - 使用可拆卸的腕关节支具并2周后移除

判断手法复位结果是否可以接受

是　　不清晰　　CT扫描

否

考虑ORIF

**术后康复**
- 1周拆除术后保护夹板及缝线
- 过渡到可拆卸的腕关节支具并腕关节及前臂开始AROM活动
- 6周内NWB
- 在第六周移除支具并开始WBAT

*Nicolas Lee, MD*

## 术语缩略词

| | | |
|---|---|---|
| ORIF | open reduction internal fixation | 切开复位内固定 |
| AROM | active range of motion | 主动活动范围 |
| NWB | non weight bearing | 非负重 |
| WBAT | weight bearing as tolerated | 可以忍受负重 |
| SAC | short arm cast | 短臂支具 |

## 参考文献

[1] Murray J, Gross L. Treatment of distal radius fractures. J Am Acad Orthop Surg 2013; 21(8): 502–505.

[2] Koval K, Haidukewych GJ, Service B, Zirgibel BJ. Controversies in the management of distal radius fractures. J Am Acad Orthop Surg 2014; 22(9): 566–575.

[3] Zollinger PE, Tuinebreijer WE, Breederveld RS, Kreis RW. Can vitamin C prevent complex regional pain syndrome in patients with wrist fractures? A randomized, controlled, multicenter dose-response study. J Bone Joint Surg Am 2007; 89(7): 1424–1431.

Orthopaedic Trauma Institute
UCSF · SAN FRANCISCO GENERAL HOSPITAL

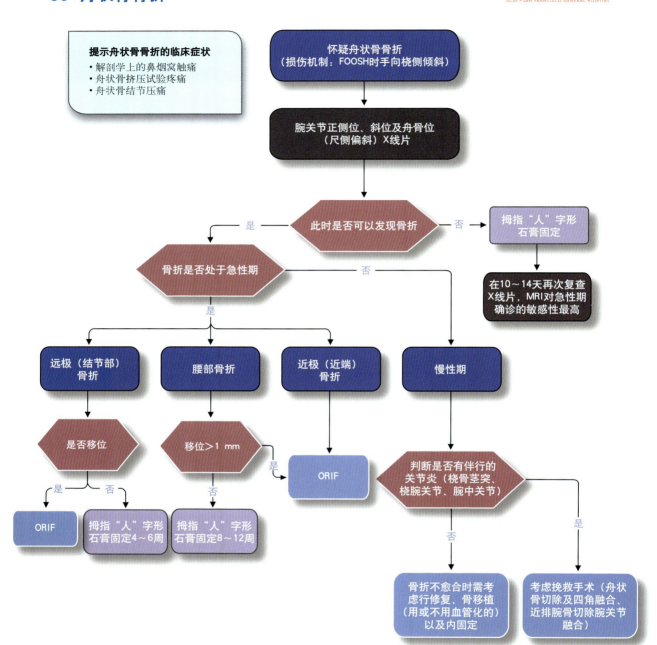

**提示舟状骨骨折的临床症状**
- 解剖学上的鼻烟窝触痛
- 舟状骨挤压试验疼痛
- 舟状骨结节压痛

怀疑舟状骨骨折
（损伤机制：FOOSH时手向桡侧倾斜）

腕关节正侧位、斜位及舟骨位
（尺侧偏斜）X线片

此时是否可以发现骨折 —— 否 —— 拇指"人"字形石膏固定

在10~14天再次复查X线片，MRI对急性期确诊的敏感性最高

是

骨折是否处于急性期 —— 否

是

远极（结节部）骨折 ｜ 腰部骨折 ｜ 近极（近端）骨折 ｜ 慢性期

是否移位

移位＞1 mm

是

ORIF

判断是否有伴行的关节炎（桡骨茎突、桡腕关节、腕中关节）

是 —— ORIF

否 —— 拇指"人"字形石膏固定4~6周

否 —— 拇指"人"字形石膏固定8~12周

否 —— 骨折不愈合时需考虑行修复、骨移植（用或不用血管化的）以及内固定

是 —— 考虑挽救手术（舟状骨切除及四角融合、近排腕骨切除腕关节融合）

*Nicolas Lee, MD*

## 术语缩略词

| | | |
|---|---|---|
| FOOSH | fall on outstretched hand | 上肢在伸展位跌倒 |
| ORIF | open reduction internal fixation | 切开复位内固定 |

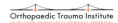
**Mayfield 分型**

- Ⅰ型：舟月关节分离
- Ⅱ型：月头关节中断
- Ⅲ型：月三角损伤
- Ⅳ型：月骨向腕管脱位

腕关节正侧位X线检查

X线片是否提示月骨周围脱位

**月骨周围脱位的X线表现**

- 前后位片
  - 腕骨间隙不均匀
  - Gilula弓中断
  - 腕骨高度丢失伴有腕骨重叠
  - 月骨呈三角形

- 侧位片
  - 桡月头骨线性关系丢失
  - "茶杯溢出征"（月骨脱位）

急诊麻醉下予以闭合复位

切开复位，修补舟月韧带 ← 否 — 是否复位

是

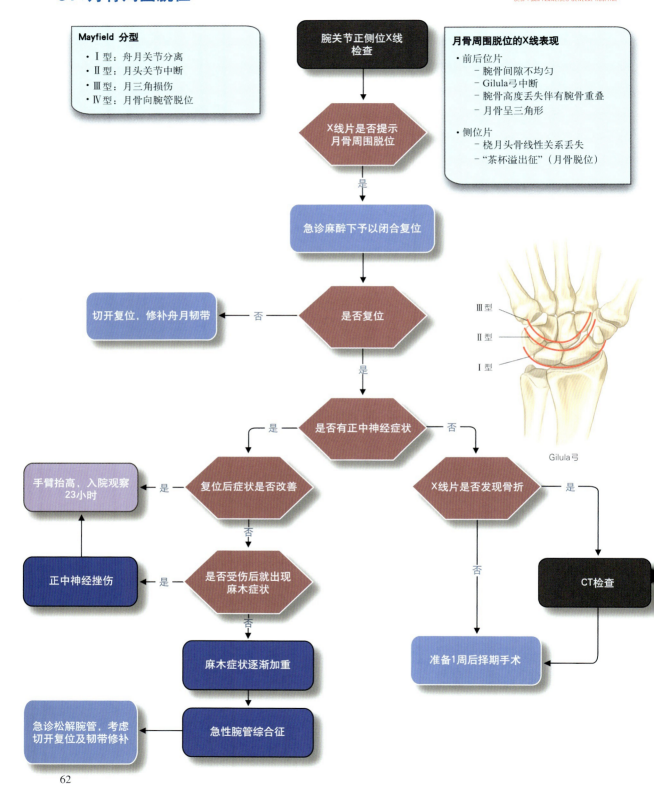

Ⅲ型
Ⅱ型
Ⅰ型

Gilula弓

是否有正中神经症状

是 — 复位后症状是否改善

否 — X线片是否发现骨折 — 是

手臂抬高，入院观察23小时 ← 是

否

正中神经挫伤 ← 是 — 是否受伤后就出现麻木症状

否

CT检查

麻木症状逐渐加重

准备1周后择期手术

急诊松解腕管，考虑切开复位及韧带修补 ← 急性腕管综合征

*Nicolas Lee, MD*

## 参考文献

Stanbury SJ, Elfar JC. Perilunate dislocation and perilunate fracture-dislocation. J Am Acad Orthop Surg 2011; 19(9): 554–562.

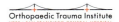
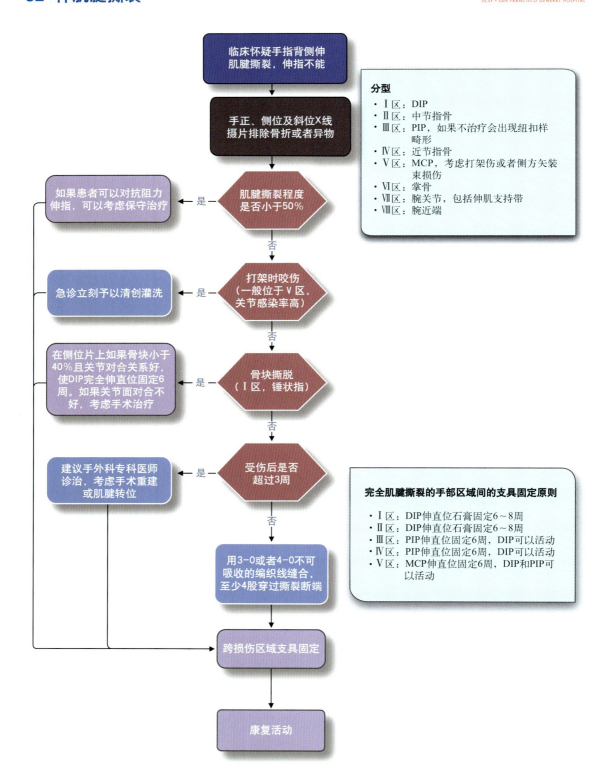

临床怀疑手指背侧伸肌腱撕裂，伸指不能

手正、侧位及斜位X线摄片排除骨折或者异物

**分型**
- Ⅰ区：DIP
- Ⅱ区：中节指骨
- Ⅲ区：PIP，如果不治疗会出现纽扣样畸形
- Ⅳ区：近节指骨
- Ⅴ区：MCP，考虑打架伤或者侧方矢装束损伤
- Ⅵ区：掌骨
- Ⅶ区：腕关节，包括伸肌支持带
- Ⅷ区：腕近端

如果患者可以对抗阻力伸指，可以考虑保守治疗

← 是 — 肌腱撕裂程度是否小于50%

否

急诊立刻予以清创灌洗

← 是 — 打架时咬伤（一般位于Ⅴ区，关节感染率高）

否

在侧位片上如果骨块小于40%且关节对合关系好，使DIP完全伸直位固定6周。如果关节面对合不好，考虑手术治疗

← 是 — 骨块撕脱（Ⅰ区，锤状指）

否

建议手外科专科医师诊治，考虑手术重建或肌腱转位

← 是 — 受伤后是否超过3周

否

**完全肌腱撕裂的手部区域间的支具固定原则**
- Ⅰ区：DIP伸直位石膏固定6~8周
- Ⅱ区：DIP伸直位石膏固定6~8周
- Ⅲ区：PIP伸直位固定6周，DIP可以活动
- Ⅳ区：PIP伸直位固定6周，DIP可以活动
- Ⅴ区：MCP伸直位固定6周，DIP和PIP可以活动

用3-0或者4-0不可吸收的编织线缝合，至少4股穿过撕裂断端

跨损伤区域支具固定

康复活动

*Nicole Schroeder, MD*

## 术语缩略词

| | | |
|---|---|---|
| DIP | distal interphalangeal joint | 远侧指间关节 |
| PIP | proximal interphalangeal joint | 近侧指间关节 |
| MCP | metacarpophalangeal joint | 掌指关节 |

## 参考文献

[1] Matzon JL, Bozentka DJ. Extensor tendon injuries. The Journal of hand surgery. 2010 May 31; 35(5): 854–861.

[2] Amirtharajah M, Lattanza L. Open extensor tendon injuries. The Journal of hand surgery. 2015 Feb 28a; 40(2): 391–397.

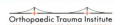
**屈肌腱损伤分型**

- Ⅰ区：FDS止点远端
- Ⅱ区：FDS止点至掌纹
- Ⅲ区：手掌部
- Ⅳ区：腕管
- Ⅴ区：腕管近侧

根据损伤区域分类

**检查**

- 手指是否为粉红色，毛细血管反应是否小于2秒
- 手指是否屈曲畸形
- 手指是否可以维持其正常的屈曲位置
- 固定中节指骨，观察DIP屈曲功能（FDP功能）
- 固定其他所有指于伸直位并检查PIP屈曲功能（FDS功能）
- 如果拇指肌腱撕裂，检查IP活动情况（FPL肌腱功能）
- 手指桡侧或尺侧感觉是否正常（检查指神经是否损伤）
- 如果看得见，判断肌腱缺失或损伤的比例

是否为小于60%的部分撕裂

否 ↓

完全撕裂

**不完全损伤** ← 是

是否为慢性损伤（超过3周）

**肌腱二期重建** ← 是

否 ↓

| Ⅰ区 | Ⅱ区／Ⅴ区 | Ⅲ区 | Ⅳ区 |

如肌腱自止点撕裂小于1 cm，直接将FDP缝合至骨端，否则就行FDP肌腱缝合

肌腱缝合（最好10天内）

肌腱修复，注意常伴随的神经和血管损伤

肌腱修复，注意常伴随有正中神经损伤

手背侧放置支具，手腕屈曲10°～20°，MCP屈曲70°，IP休息位

**需要考虑的问题**

- 肌腱损伤是什么时间发生的
- 肌腱损伤的损伤机制（锐性伤、冲击伤或撕脱伤）
- 有无合并损伤
- 手指末端是否有血供
- 打过破伤风了吗

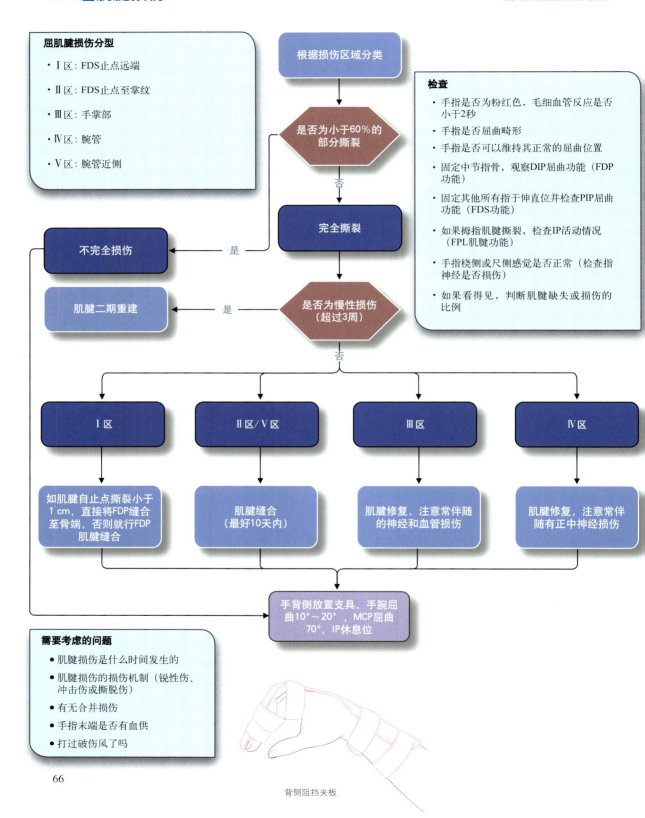

背侧阻挡夹板

*Nicole Schroeder, MD*

## 术语缩略词

| | | |
|---|---|---|
| FDS | flexor digitorum superficialis tendon | 指浅屈肌腱 |
| FDP | flexor digitorum profundus tendon | 指深屈肌腱 |
| DIP | distal interphalangeal joint | 远侧指间关节 |
| PIP | proximal interphalangeal joint | 近侧指间关节 |
| IP | interphalangeal joint | 指间关节 |
| FPL | flexor pollicis longus muscle tendon | 拇长屈肌腱 |
| MCP | metacarpophalangeal joint | 掌指关节 |

## 参考文献

Boyer MI, Strickland JW, Engles D, Sachar K, Leversedge FJ.      Instr Course Lect.
Flexor tendon repair and rehabilitation: state of the art in 2002.

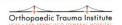
Orthopaedic Trauma Institute
UCSF · SAN FRANCISCO GENERAL HOSPITAL

**再植指征**
- 多节段断指
- 拇指
- 断掌、断腕或者前臂离断
- 小儿断指

**相对指征**
- Ⅱ区以远离断
- 环形撕裂伤
- 肘关节周围或者肘以上

**禁忌证**
- 严重的血管疾病
- 肢体畸形
- 节段性离断

**相对禁忌证**
- 生命体征不稳定
- 严重精神疾病
- 较长的热缺血时间
- 污染严重

**创伤性手指离断**

将湿润的纱布包裹离断手指后放置于包裹中，再将包裹置于冰块中。加压包扎伤口进行止血（注意不要使用止血带）。使用第四代抗生素，检查是否打过破伤风

**离断手指的手正侧位及斜位X线检查**

医院是否具备再植条件

否 → 转到再植医学中心
- 带上所有损伤离断组织
- 湿润纱布包裹
- 放入密封袋，置于冰块中

是

是否有再植指征

是

是否有再植禁忌证

否

热缺血时间是否小于12小时，冷缺血时间是否小于24小时

是

**断指再植**

患者一直处于温暖病房中，同时避免摄入咖啡因、巧克力、尼古丁

**检测皮温和指脉氧**

**关于再植需要考虑的问题**
- 离断时间长短
- 损伤机制究竟是什么（毁损伤或锐器切割伤）
- 有无其他合并症
- 医院是否具备再植条件，是否需要转院

*Nicole Schroelder, MD*

## 参考文献

Wolfe VM, Wang AA. Replantation of the upper extremity: current concepts. J Am Acad Orthop Surg 2015; 23(6): 373–381.

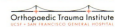
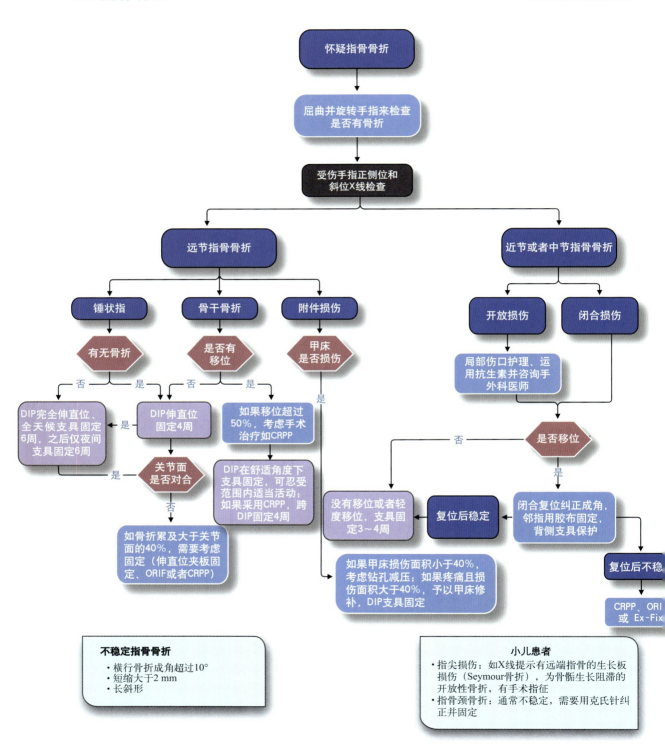

怀疑指骨骨折

屈曲并旋转手指来检查
是否有骨折

受伤手指正侧位和
斜位X线检查

远节指骨骨折

近节或者中节指骨骨折

锤状指

骨干骨折

附件损伤

有无骨折

是否有
移位

甲床
是否损伤

开放损伤

闭合损伤

局部伤口护理、运
用抗生素并咨询手
外科医师

否　是

否　是

是

DIP完全伸直位、
全天候支具固定
6周，之后仅夜间
支具固定6周

DIP伸直位
固定4周

如果移位超过
50%，考虑手术
治疗如CRPP

是否移位

否

是

关节面
是否对合

DIP在舒适角度下
支具固定，可忍受
范围内适当活动；
如果采用CRPP，跨
DIP固定4周

没有移位或者轻
度移位，支具固
定3～4周

复位后稳定

闭合复位纠正成角，
邻指用胶布固定，
背侧支具保护

否

如骨折累及大于关节
面的40%，需要考虑
固定（伸直位夹板固
定、ORIF或者CRPP）

如果甲床损伤面积小于40%，
考虑钻孔减压；如果疼痛且损
伤面积大于40%，予以甲床修
补，DIP支具固定

复位后不稳

CRPP、ORI
或 Ex-Fix

**不稳定指骨骨折**
· 横行骨折成角超过10°
· 短缩大于2 mm
· 长斜形

**小儿患者**
·指尖损伤：如X线提示有远端指骨的生长板
损伤（Seymour骨折），为骨骺生长阻滞的
开放性骨折，有手术指征
·指骨颈骨折：通常不稳定，需要用克氏针纠
正并固定

*Nicole Schroeder, MD*

## 术语缩略词

| | | |
|---|---|---|
| DIP | distal interphalangeal joint | 远侧指间关节 |
| CRPP | closed reduction percutaneous pinning | 闭合复位经皮克氏针固定 |
| ORIF | open reduction internal fixation | 切开复位内固定 |
| Ex-Fix | external fixator | 外固定 |

## 参考文献

[1] Abzug JM, Dua K, Bauer AS, Cornwall R, Wyrick TO. Pediatric Phalanx Fractures. J Am Acad Orthop Surg 2016; 24(11): e174–e183.

[2] Meals C, Meals R. Hand fractures: a review of current treatment strategies. J Hand Surg Am 2013; 38(5): 1021–1031, quiz 1031.

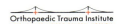

**手术指征**
- 开放性骨折
- 多发伤
- 多段或移位骨折
- 临床明显的旋转
- 节段性缺损

**非手术指征**
- 短缩小于4 mm
- 闭合稳定的骨折形态
- 没有旋转或者剪切

手背侧TTP，肿胀伴淤青，有合理的损伤机制

手正侧位及斜位X线检查

是否有骨折 —— 否 —→ 早期活动

↓是

是否有手术指征 —— 否 —→ 是否有非手术指征 —— 是 —→ 掌骨头：拳击手石膏固定，保证MCP伸直位，确保IP可以活动
掌骨颈：石膏或支具固定，保证MCP屈曲位或伸直位
掌骨干：短臂石膏
掌骨基底：短臂石膏

↓是

**掌骨头骨折**
- 关节面台阶大于1 mm
- 累及关节面超过25%
- 小儿骨折累及骨骺

**掌骨颈骨折**
- 成角大于15°
- 旋转畸形，剪刀手外观

**掌骨干骨折**
- 旋转畸形，剪刀手外观
- 短缩大于4 mm
- 成角大于30°

**掌骨基骨折**
- 大部分位于掌骨4/5长度的位置
- 合并腕掌关节半脱位或全脱位
- 关节内骨折台阶大于1 mm

**手术方案考虑**
- CRPP（克氏针）
- ORIF（钢板、螺钉或克氏针）
- 节段性骨缺损考虑骨移植

**康复**
- 稳定固定后早期活动
- CRPP后及MCP脱位时石膏固定4周

头
颈

干

基底

掌骨

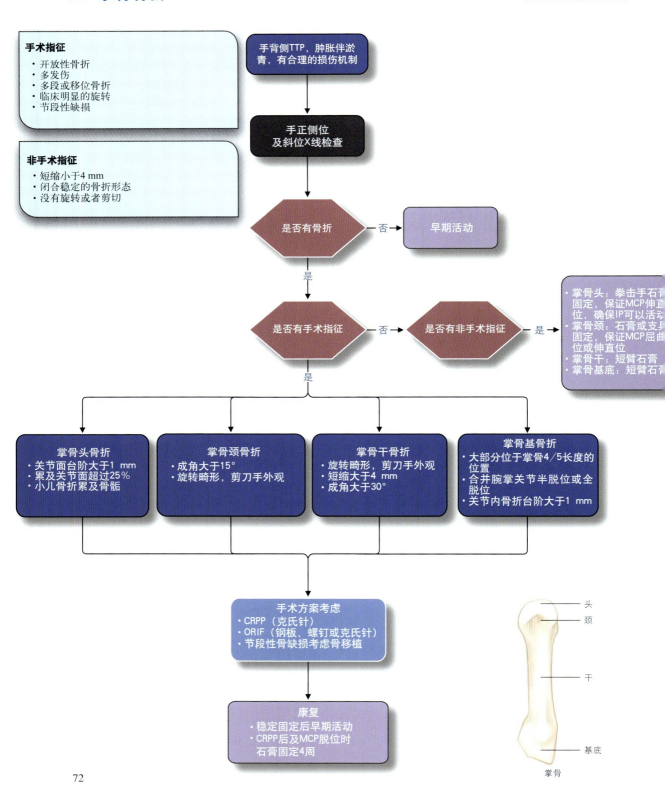

*Nicole Schroeder, MD*

## 术语缩略词

| | | |
|---|---|---|
| TTP | tender to palpation | 触痛 |
| MCP | metacarpophalangeal joint | 掌指关节 |
| IP | interphalangeal joint | 指间关节 |
| CRPP | closed reduction percutaneous pinning | 闭合复位经皮克氏针固定 |
| ORIF | open reduction internal fixation | 切开复位内固定 |

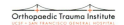

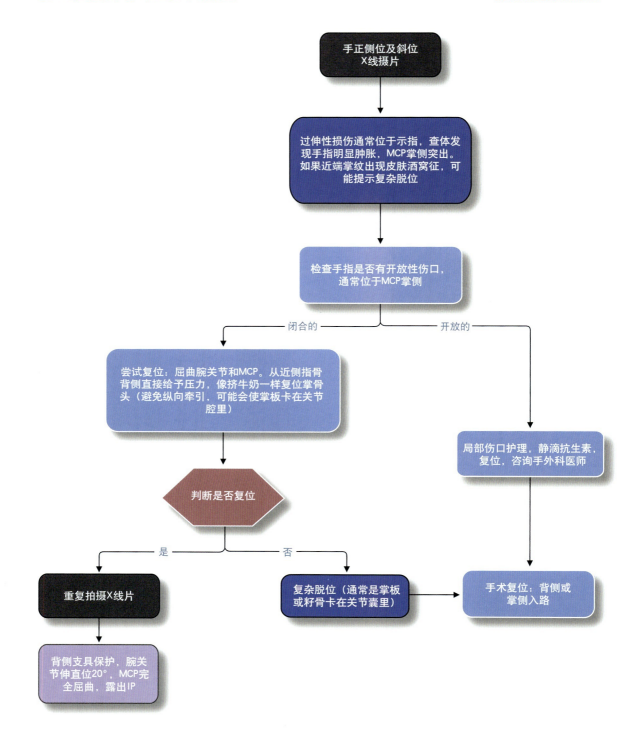

手正侧位及斜位
X线摄片

过伸性损伤通常位于示指，查体发现手指明显肿胀，MCP掌侧突出。如果近端掌纹出现皮肤酒窝征，可能提示复杂脱位

检查手指是否有开放性伤口，通常位于MCP掌侧

闭合的

开放的

尝试复位：屈曲腕关节和MCP。从近侧指骨背侧直接给予压力，像挤牛奶一样复位掌骨头（避免纵向牵引，可能会使掌板卡在关节腔里）

局部伤口护理，静滴抗生素，复位，咨询手外科医师

判断是否复位

是

否

重复拍摄X线片

复杂脱位（通常是掌板或籽骨卡在关节囊里）

手术复位：背侧或掌侧入路

背侧支具保护，腕关节伸直位20°，MCP完全屈曲，露出IP

*Nicole Schroeder, MD*

## 术语缩略词

| | | |
|---|---|---|
| MCP | metacarpophalangeal joint | 掌指关节 |
| IP | interphalangeal joint | 指间关节 |

## 参考文献

Dinh P, Franklin A, Hutchinson B, Schnall SB, Fassola I. Metacarpophalangeal joint dislocation. J Am Acad Orthop Surg 2009; 17(5): 318–324.

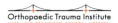

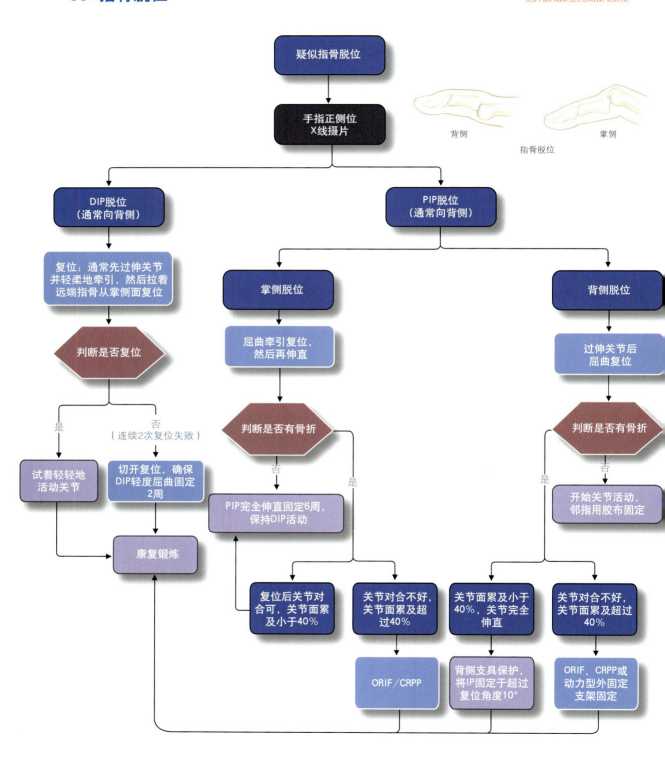

疑似指骨脱位

手指正侧位
X线摄片

背侧

掌侧

指骨脱位

DIP脱位
（通常向背侧）

PIP脱位
（通常向背侧）

复位：通常先过伸关节
并轻柔地牵引，然后拉着
远端指骨从掌侧面复位

判断是否复位

是　　　否
（连续2次复位失败）

试着轻轻地
活动关节

切开复位，确保
DIP轻度屈曲固定
2周

康复锻炼

掌侧脱位

背侧脱位

屈曲牵引复位，
然后再伸直

过伸关节后
屈曲复位

判断是否有骨折

判断是否有骨折

否　　　　　　是

是　　　否

PIP完全伸直固定6周，
保持DIP活动

开始关节活动，
邻指用胶布固定

复位后关节对
合可，关节面累
及小于40%

关节对合不好，
关节面累及超
过40%

关节面累及小于
40%，关节完全
伸直

关节对合不好，
关节面累及超过
40%

ORIF／CRPP

背侧支具保护，
将IP固定于超过
复位角度10°

ORIF、CRPP或
动力型外固定
支架固定

*Nicole Schroelder, MD*

## 术语缩略词

| | | |
|---|---|---|
| DIP | distal interphalangeal joint | 远侧指间关节 |
| PIP | proximal interphalangeal joint | 近侧指间关节 |
| IP | interphalangeal joint | 指间关节 |
| CRPP | closed reduction percutaneous pinning | 闭合复位经皮克氏针固定 |
| ORIF | open reduction internal fixation | 切开复位内固定 |

## 参考文献

Borchers JR, Best TM. Common finger fractures and dislocations. American family physician. 2012 Apr 15; 85(8).

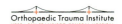

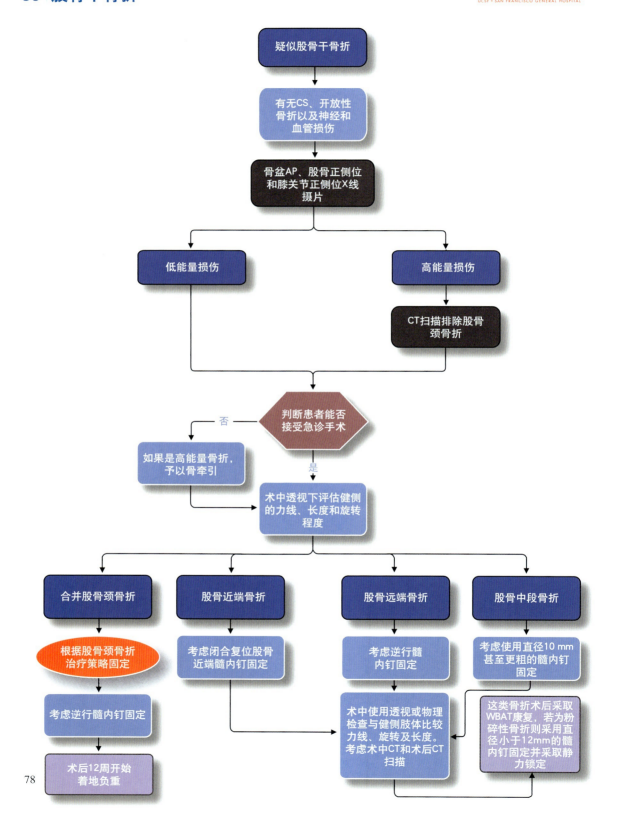

疑似股骨干骨折

有无CS、开放性骨折以及神经和血管损伤

骨盆AP、股骨正侧位和膝关节正侧位X线摄片

低能量损伤

高能量损伤

CT扫描排除股骨颈骨折

判断患者能否接受急诊手术

否

如果是高能量骨折，予以骨牵引

是

术中透视下评估健侧的力线、长度和旋转程度

合并股骨颈骨折

股骨近端骨折

股骨远端骨折

股骨中段骨折

根据股骨颈骨折治疗策略固定

考虑闭合复位股骨近端髓内钉固定

考虑逆行髓内钉固定

考虑使用直径10 mm甚至更粗的髓内钉固定

考虑逆行髓内钉固定

术中使用透视或物理检查与健侧肢体比较力线、旋转及长度。考虑术中CT和术后CT扫描

这类骨折术后采取WBAT康复，若为粉碎性骨折则采用直径小于12mm的髓内钉固定并采取静力锁定

术后12周开始着地负重

*R. Trigg McClellan, MD*

## 术语缩略词

| CS | compartment syndrome | 骨筋膜室综合征 |
| AP | anterior posterior | 前后位 |
| WBAT | weight bearing as tolerated | 可以忍受负重 |

## 参考文献

[1] Tornetta P Ⅲ, Kain MS, Creevy WR. Diagnosis of femoral neck fractures in patients with a femoral shaft fracture. Improvement with a standard protocol. J Bone Joint Surg Am 2007; 89(1): 39–43.

[2] Brumback RJ, Toal TR Jr, Murphy-Zane MS, Novak VP, Belkoff SM. Immediate weight-bearing after treatment of a comminuted fracture of the femoral shaft with a statically locked intramedullary nail. J Bone Joint Surg Am 1999; 81(11): 1538–1544.

[3] Krettek C, Miclau T, Grün O, Schandelmaier P, Tscherne H. Intraoperative control of axes, rotation and length in femoral and tibial fractures. Technical note. Injury 1998; 29(Suppl 3): C29–C39.

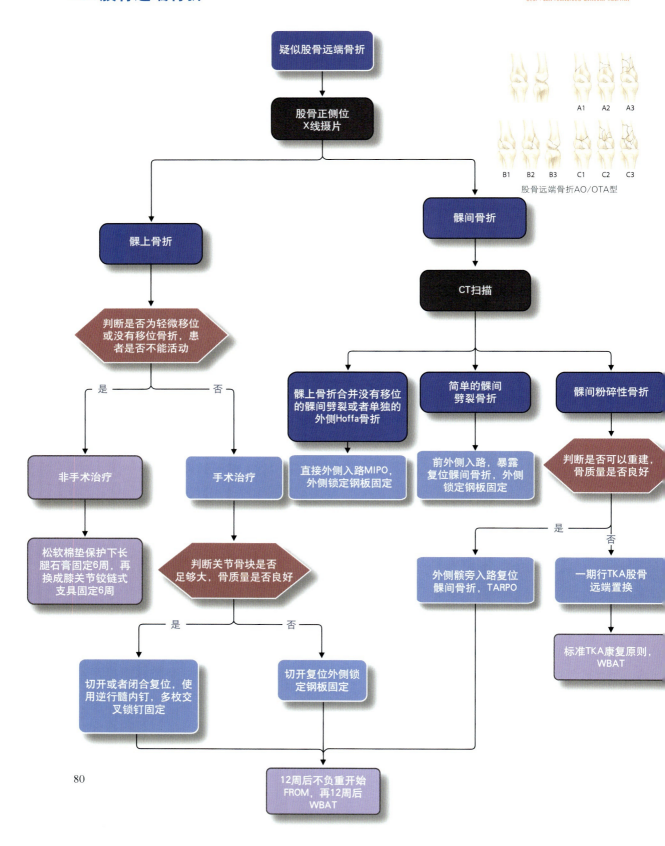

疑似股骨远端骨折

股骨正侧位
X线摄片

髁上骨折

髁间骨折

CT扫描

判断是否为轻微移位或没有移位骨折，患者是否不能活动

髁上骨折合并没有移位的髁间劈裂或者单独的外侧Hoffa骨折

简单的髁间劈裂骨折

髁间粉碎性骨折

是　否

非手术治疗

手术治疗

直接外侧入路MIPO，外侧锁定钢板固定

前外侧入路，暴露复位髁间骨折，外侧锁定钢板固定

判断是否可以重建，骨质量是否良好

松软棉垫保护下长腿石膏固定6周，再换成膝关节铰链式支具固定6周

判断关节骨块是否足够大，骨质量是否良好

外侧髌旁入路复位髁间骨折，TARPO

是　否

一期行TKA股骨远端置换

标准TKA康复原则，WBAT

是　否

切开或者闭合复位，使用逆行髓内钉，多枚交叉锁钉固定

切开复位外侧锁定钢板固定

12周后不负重开始FROM，再12周后WBAT

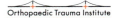

A1　A2　A3
B1　B2　B3　C1　C2　C3

股骨远端骨折AO/OTA型

*Paul Toogood, MD*

## 术语缩略词

| | | |
|---|---|---|
| MIPO | minimally invasive plated osteosynthesis | 微创钢板固定技术 |
| TARPO | trans-articular approach and retrograde plate osteosynthesis | 经关节入路逆行钢板固定技术 |
| TKA | total knee arthroplasty | 全膝关节置换 |
| WBAT | weight bearing as tolerated | 可以忍受负重 |
| FROM | full range of motion | 全范围关节活动 |

## 参考文献

[1] Nork SE, Segina DN, Aflatoon K, et al. The association between supracondylar-intercondylar distal femoral fractures and coronal plane fractures. J Bone Joint Surg Am 2005; 87(3): 564–569.

[2] Rodriguez EK, Zurakowski D, Herder L, et al. Mechanical Construct Characteristics Predisposing To Non-Union After Locked Lateral Plating Of Distal Femur Fractures. J Orthop Trauma 2016; 30(8): 403–408.

[3] Krettek C, Schandelmaier P, Miclau T, Bertram R, Holmes W, Tscherne H. Transarticular joint reconstruction and indirect plate osteosynthesis for complex distal supracondylar femoral fractures. Injury 1997; 28(Suppl 1): A31–A41 Review.

[4] Krettek C, Müller M, Miclau T. Evolution of minimally invasive plate osteosynthesis (MIPO) in the femur. Injury 2001; 32(Suppl 3): SC14–SC23 Review.

[5] Starr AJ, Jones AL, Reinert CM. The "swashbuckler": a modified anterior approach for fractures of the distal femur. J Orthop Trauma 1999; 13(2): 138–140.

[6] Freedman EL, Hak DJ, Johnson EE, Eckardt JJ. Total knee replacement including a modular distal femoral component in elderly patients with acute fracture or nonunion. J Orthop Trauma 1995; 9(3): 231–237.

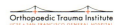

**CS征像**
- 被动牵拉痛
- 感觉异常和（或）感觉麻痹
- 疼痛过度
- 间室高压

**血管损伤绝对征像**
- 远端脉搏减弱或消失
- 活动性出血
- 扩张性或搏动性的血肿
- 血管杂音或震颤
- 远端缺血

**血管损伤相对征像**
- 微小且稳定的血肿
- 邻近的神经损伤
- 不明原因的低血压
- 出血史
- 损伤位于主要血管近端

**解剖分型**
- KDⅠ型：单一韧带撕裂
- KDⅡ型：ACL+PCL
- KDⅢ型：ACL+PCL+MCL
- KDⅢM型：ACL+PCL+LCL
- KDⅣ型：ACL+PCL+MCL+LCL
- KDⅤ型：骨折伴脱位
  - add C：合并相关血管损伤
  - add N：合并相关神经损伤

**非手术治疗**
- 铰链式可屈性膝关节支具将膝关节伸直位固定1周，然后支具保护下进行活动度锻炼
- 支具保护6～12周

**外固定术后**
- 术后4～6周移除外固定装置
- 膝关节铰链式可屈性支具保护下进行活动度锻炼
- 术后3个月再次评估

膝关节正侧位 X线摄片

关节脱位是否复位或自动复位

评估并记录血管与神经检查情况

急诊立刻行闭合复位

是否成功 → 否 → 急诊行闭合复位vs. 手术室行开放复位

是

评估并记录血管及神经检查情况和ABI

CTA

血管是否损伤 → 否 → 进行几项检查（血管损伤／CS）

是

- 手术室行血管修补或重建
- 预防性的深筋膜切开减压
- 跨膝关节外固定支架固定

整体是否稳定

否 → 膝关节制动

是 → 跨膝关节外固定支架

MRI

确定损伤结构并基于年龄和活动能力明确治疗方案 → 早期修复或重建所有损伤结构

右侧
右踝收缩压
上肢收缩压

左侧
左踝收缩压
上肢收缩压

ABI比值

*Utku Kandemir, MD*

## 术语缩略词

| | | |
|---|---|---|
| CS | compartment syndrome | 骨筋膜室综合征 |
| ABI | arterial brachial index | 踝臂指数 |
| CTA | computed tomography angiography | CT 血管造影 |
| MRI | magnetic resonance imaging | 磁共振成像 |
| KD | knee dislocation | 膝关节脱位 |
| ACL | anterior cruciate ligament | 前交叉韧带 |
| PCL | posterior cruciate ligament | 后交叉韧带 |
| MCL | medial collateral ligament | 内侧副韧带 |
| LCL | lateral collateral ligament | 外侧副韧带 |

## 参考文献

Schenck RC Jr. The dislocated knee. Instr Course Lect 1994; 43: 127–136.

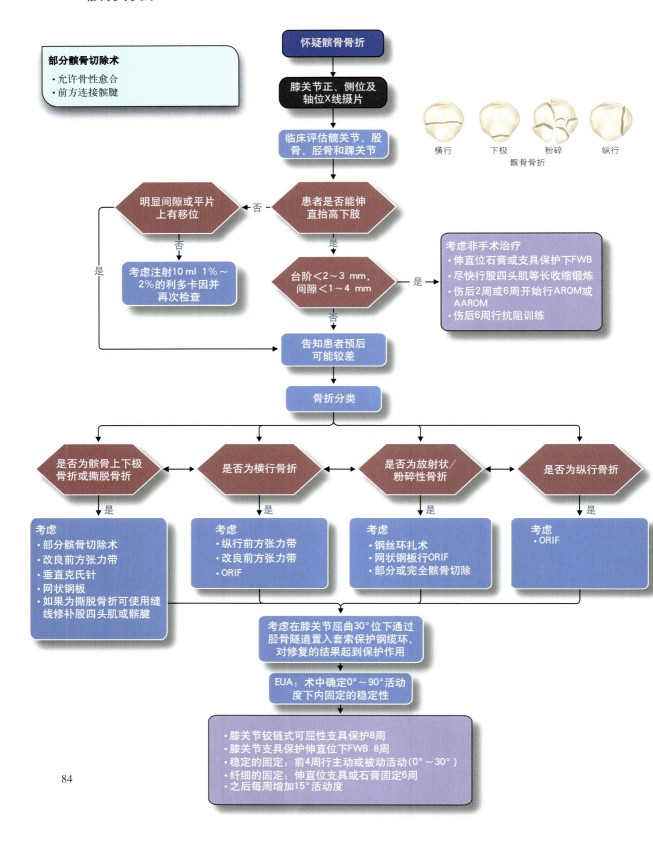

**部分髌骨切除术**
- 允许骨性愈合
- 前方连接髌腱

怀疑髌骨骨折

膝关节正、侧位及轴位X线摄片

临床评估髋关节、股骨、胫骨和踝关节

横行　下极　粉碎　纵行
髌骨骨折

患者是否能伸直抬高下肢

明显间隙或平片上有移位

否

否

考虑注射10 ml 1%~2%的利多卡因并再次检查

是

台阶<2~3 mm，间隙<1~4 mm

是

**考虑非手术治疗**
- 伸直位石膏或支具保护下FWB
- 尽快行股四头肌等长收缩锻炼
- 伤后2周或6周开始行AROM或AAROM
- 伤后6周行抗阻训练

否

告知患者预后可能较差

骨折分类

是否为髌骨上下极骨折或撕脱骨折

是否为横行骨折

是否为放射状/粉碎性骨折

是否为纵行骨折

是

是

是

是

**考虑**
- 部分髌骨切除术
- 改良前方张力带
- 垂直克氏针
- 网状钢板
- 如果为撕脱骨折可使用缝线修补股四头肌或髌腱

**考虑**
- 纵行前方张力带
- 改良前方张力带
- ORIF

**考虑**
- 钢丝环扎术
- 网状钢板行ORIF
- 部分或完全髌骨切除

**考虑**
- ORIF

考虑在膝关节屈曲30°位下通过胫骨隧道置入套索保护钢缆环，对修复的结果起到保护作用

EUA：术中确定0°~90°活动度下内固定的稳定性

- 膝关节铰链式可屈性支具保护8周
- 膝关节支具保护伸直位下FWB 8周
- 稳定的固定：前4周行主动或被动活动(0°~30°)
- 纤细的固定：伸直位支具或石膏固定6周
- 之后每周增加15°活动度

*Meir T. Marmor, MD*

## 术语缩略词

| | | |
|---|---|---|
| FWB | full weight bearing | 完全负重 |
| AAROM | active assisted range of motion | 主动辅助活动训练 |
| AROM | active range of motion | 主动活动训练 |
| ORIF | open reduction internal fixation | 切开复位内固定 |
| EUA | evaluation under anesthesia | 麻醉下评估 |

## 参考文献

[1] Marder RA, Swanson TV, Sharkey NA, Duwelius PJ. Effects of partial patellectomy and reattachment of the patellar tendon on patellofemoral contact areas and pressures. J Bone Joint Surg Am 1993; 75(1): 35–45.

[2] LeBrun CT, Langford JR, Sagi HC. Functional outcomes after operatively treated patella fractures. J Orthop Trauma 2012; 26(7): 422–426.

[3] Berg EE. Open reduction internal fixation of displaced transverse patella fractures with figure-eight wiring through parallel cannulated compression screws. J Orthop Trauma 1997; 11(8): 573–576.

[4] Carpenter JE, Kasman RA, Patel N, Lee ML, Goldstein SA. Biomechanical evaluation of current patella fracture fixation techniques. J Orthop Trauma 1997; 11(5): 351–356.

[5] West JL, Keene JS, Kaplan LD. Early motion after quadriceps and patellar tendon repairs: outcomes with single-suture augmentation. Am J Sports Med 2008; 36(2): 316–323.

[6] Boström A. Fracture of the patella. A study of 422 patellar fractures. Acta Orthop Scand Suppl 1972; 143: 1–80.

[7] Kim YM, Yang JY, Kim KC, et al. Separate Vertical Wirings for the Extra-articular Fractures of the Distal Pole of the Patella. Knee Surg Relat Res 2011; 23(4): 220–226.

[8] Kastelec M, Veselko M. Inferior patellar pole avulsion fractures: osteosynthesis compared with pole resection. J Bone Joint Surg Am 2004; 86–A(4): 696–701.

[9] Melvin JS, Mehta S. Patellar fractures in adults. J Am Acad Orthop Surg 2011; 19(4): 198–207.

[10] West JL, Keene JS, Kaplan LD. Early motion after quadriceps and patellar tendon repairs: outcomes with single-suture augmentation. Am J Sports Med 2008; 36(2): 316–323.

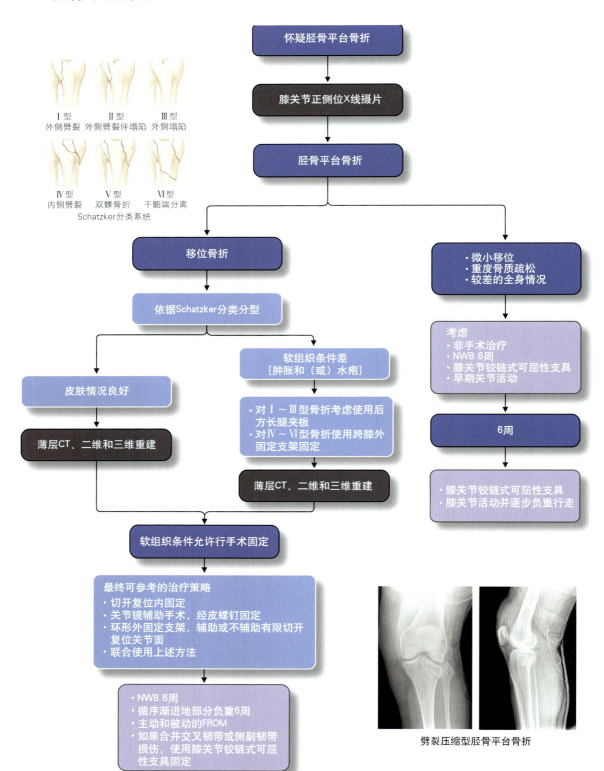

Ⅰ型
外侧劈裂

Ⅱ型
外侧劈裂伴塌陷

Ⅲ型
外侧塌陷

Ⅳ型
内侧劈裂

Ⅴ型
双髁骨折

Ⅵ型
干骺端分离

Schatzker分类系统

怀疑胫骨平台骨折

膝关节正侧位X线摄片

胫骨平台骨折

移位骨折

依据Schatzker分类分型

皮肤情况良好

软组织条件差
[肿胀和（或）水疱]

薄层CT、二维和三维重建

·对Ⅰ～Ⅲ型骨折考虑使用后方长腿夹板
·对Ⅳ～Ⅵ型骨折使用跨膝外固定支架固定

薄层CT、二维和三维重建

软组织条件允许行手术固定

最终可参考的治疗策略
·切开复位内固定
·关节镜辅助手术，经皮螺钉固定
·环形外固定支架，辅助或不辅助有限切开复位关节面
·联合使用上述方法

·NWB 6周
·循序渐进地部分负重6周
·主动和被动的FROM
·如果合并交叉韧带或侧副韧带损伤，使用膝关节铰链式可屈性支具固定

·微小移位
·重度骨质疏松
·较差的全身情况

考虑
·非手术治疗
·NWB 6周
·膝关节铰链式可屈性支具
·早期关节活动

6周

·膝关节铰链式可屈性支具
·膝关节活动并逐步负重行走

劈裂压缩型胫骨平台骨折

*Saam Morshed, MD, PhD*

## 术语缩略词

| NWB | non weight bearing | 非负重 |
| FROM | full range of motion | 全范围关节活动 |

## 参考文献

Schatzker J, McBroom R, Bruce D. The tibial plateau fracture. The Toronto experience 1968—1975. Clin Orthop Relat Res 1979; (138): 94–104.

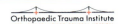
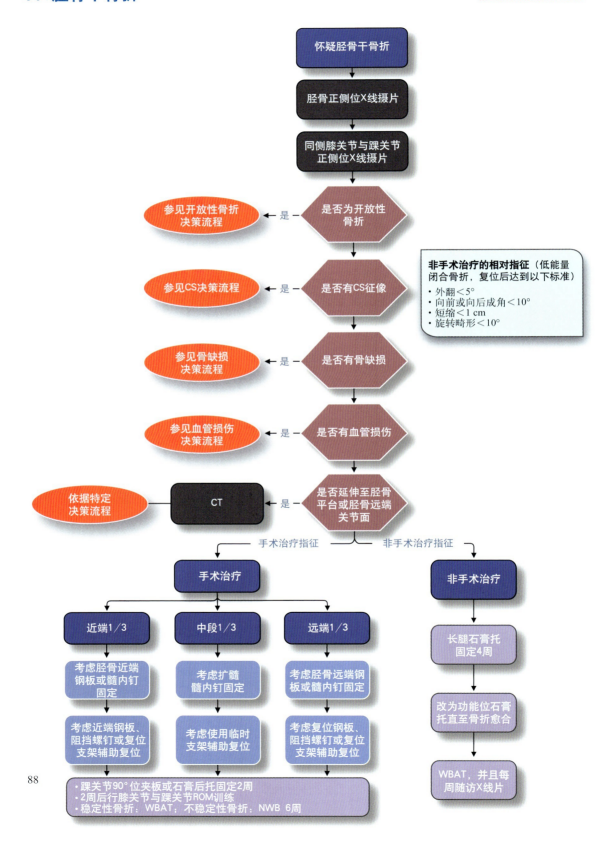

怀疑胫骨干骨折

胫骨正侧位X线摄片

同侧膝关节与踝关节
正侧位X线摄片

是否为开放性骨折 —是→ 参见开放性骨折决策流程

是否有CS征像 —是→ 参见CS决策流程

**非手术治疗的相对指征**（低能量闭合骨折，复位后达到以下标准）
- 外翻＜5°
- 向前或向后成角＜10°
- 短缩＜1 cm
- 旋转畸形＜10°

是否有骨缺损 —是→ 参见骨缺损决策流程

是否有血管损伤 —是→ 参见血管损伤决策流程

是否延伸至胫骨平台或胫骨远端关节面 —是→ CT —依据特定决策流程

手术治疗指征 / 非手术治疗指征

**手术治疗**

| 近端1/3 | 中段1/3 | 远端1/3 |
|---|---|---|
| 考虑胫骨近端钢板或髓内钉固定 | 考虑扩髓髓内钉固定 | 考虑胫骨远端钢板或髓内钉固定 |
| 考虑近端钢板、阻挡螺钉或复位支架辅助复位 | 考虑使用临时支架辅助复位 | 考虑复位钢板、阻挡螺钉或复位支架辅助复位 |

- 踝关节90°位夹板或石膏后托固定2周
- 2周后行膝关节与踝关节ROM训练
- 稳定性骨折：WBAT；不稳定性骨折：NWB 6周

**非手术治疗**

长腿石膏托固定4周

改为功能位石膏托直至骨折愈合

WBAT，并且每周随访X线片

*R. Trigg McClellan, MD*

## 术语缩略词

| | | |
|---|---|---|
| CS | compartment syndrome | 骨筋膜室综合征 |
| WBAT | weight bearing as tolerated | 可以忍受负重 |
| ROM | range of motion | 活动范围 |
| NWB | non weight bearing | 非负重 |

## 参考文献

Sarmiento A, Gersten LM, Sobol PA, Shankwiler JA, Vangsness CT. Tibial shaft fractures treated with functional braces. Experience with 780 fractures. J Bone Joint Surg Br 1989; 71(4): 602–609.

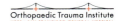

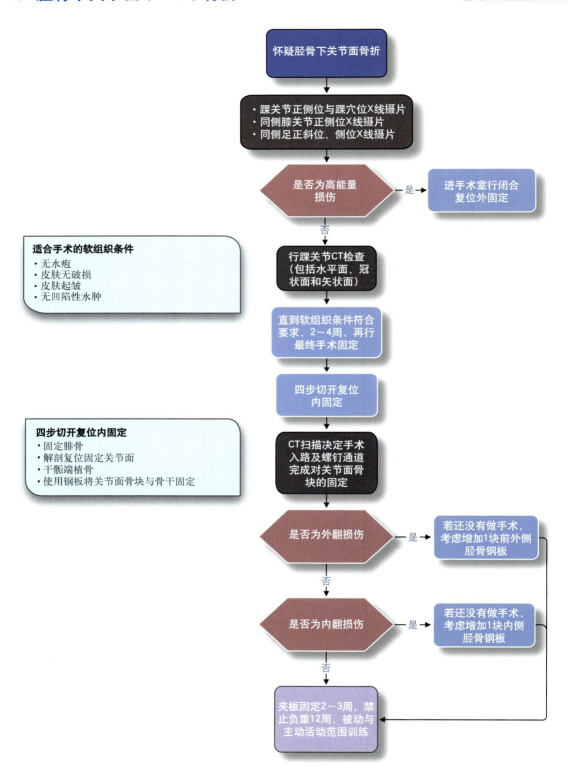

**适合手术的软组织条件**
· 无水疱
· 皮肤无破损
· 皮肤起皱
· 无凹陷性水肿

**四步切开复位内固定**
· 固定腓骨
· 解剖复位固定关节面
· 干骺端植骨
· 使用钢板将关节面骨块与骨干固定

怀疑胫骨下关节面骨折

· 踝关节正侧位与踝穴位X线摄片
· 同侧膝关节正侧位X线摄片
· 同侧足正斜位、侧位X线摄片

是否为高能量损伤 → 是 → 进手术室行闭合复位外固定

否

行踝关节CT检查（包括水平面、冠状面和矢状面）

直到软组织条件符合要求，2～4周，再行最终手术固定

四步切开复位内固定

CT扫描决定手术入路及螺钉通道完成对关节面骨块的固定

是否为外翻损伤 → 是 → 若还没有做手术，考虑增加1块前外侧胫骨钢板

否

是否为内翻损伤 → 是 → 若还没有做手术，考虑增加1块内侧胫骨钢板

否

夹板固定2～3周，禁止负重12周，被动与主动活动范围训练

*R. Trigg McClellan, MD*

## 参考文献

[1] Sirkin M, Sanders R, DiPasquale T, Herscovici D Jr. A staged protocol for soft tissue management in the treatment of complex pilon fractures. J Orthop Trauma 1999; 13(2): 78–84.

[2] Rüedi TP, Allgöwer M. The operative treatment of intra-articular fractures of the lower end of the tibia. Clin Orthop Relat Res 1979; (138): 105–110.

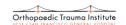

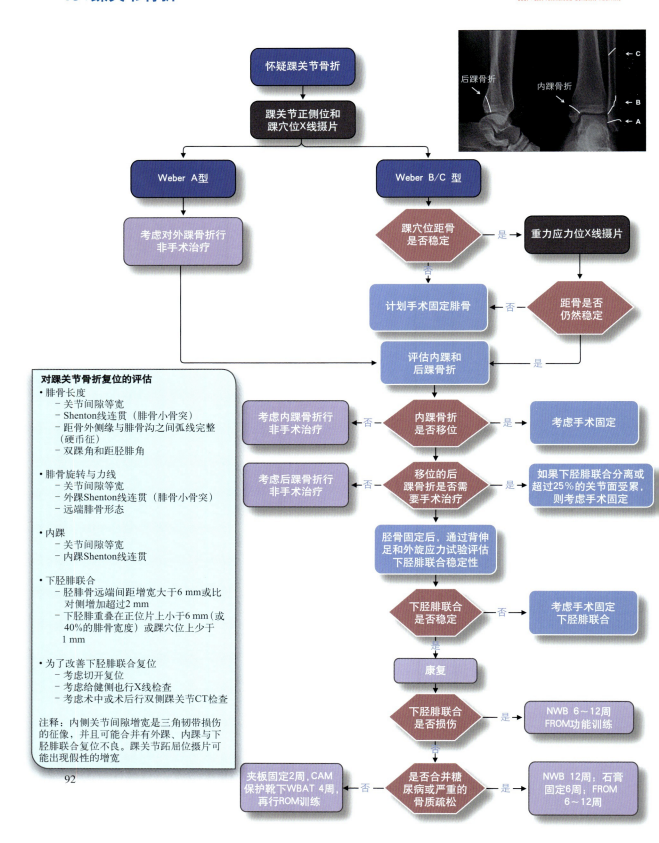

后踝骨折　内踝骨折　←C　←B　←A

**怀疑踝关节骨折**

**踝关节正侧位和踝穴位X线摄片**

**Weber A型**

**Weber B/C 型**

考虑对外踝骨折行非手术治疗

踝穴位距骨是否稳定 —是→ **重力应力位X线摄片**

否↓

计划手术固定腓骨 ←否— 距骨是否仍然稳定

是→

评估内踝和后踝骨折

考虑内踝骨折行非手术治疗 ←否— 内踝骨折是否移位 —是→ 考虑手术固定

考虑后踝骨折行非手术治疗 ←否— 移位的后踝骨折是否需要手术治疗 —是→ 如果下胫腓联合分离或超过25%的关节面受累，则考虑手术固定

胫骨固定后，通过背伸足和外旋应力试验评估下胫腓联合稳定性

下胫腓联合是否稳定 —否→ 考虑手术固定下胫腓联合

是↓

康复

下胫腓联合是否损伤 —是→ NWB 6～12周FROM功能训练

否↓

是否合并糖尿病或严重的骨质疏松 —是→ NWB 12周；石膏固定6周；FROM 6～12周

否↓

夹板固定2周，CAM保护靴下WBAT 4周，再行ROM训练

**对踝关节骨折复位的评估**
- 腓骨长度
  - 关节间隙等宽
  - Shenton线连贯（腓骨小骨突）
  - 距骨外侧缘与腓骨沟之间弧线完整（硬币征）
  - 双踝角和距胫腓角
- 腓骨旋转与力线
  - 关节间隙等宽
  - 外踝Shenton线连贯（腓骨小骨突）
  - 远端腓骨形态
- 内踝
  - 关节间隙等宽
  - 内踝Shenton线连贯
- 下胫腓联合
  - 胫腓骨远端间距增宽大于6 mm或比对侧增加超过2 mm
  - 下胫腓重叠在正位片上小于6 mm（或40%的腓骨宽度）或踝穴位上少于1 mm
- 为了改善下胫腓联合复位
  - 考虑切开复位
  - 考虑给健侧也行X线检查
  - 考虑术中或术后行双侧踝关节CT检查

注释：内侧关节间隙增宽是三角韧带损伤的征像，并且可能合并有外踝、内踝与下胫腓联合复位不良。踝关节跖屈位摄片可能出现假性的增宽

*Meir T. Marmor, MD*

## 术语缩略词

| | | |
|---|---|---|
| CAM | controlled ankle movement | 有限制的踝关节活动 |
| WBAT | weight bearing as tolerated | 可以忍受负重 |
| ROM | range of motion | 活动范围 |
| NWB | non weight bearing | 非负重 |
| FROM | full range of motion | 全范围关节活动 |

## 参考文献

[1] Gill JB, Risko T, Raducan V, Grimes JS, Schutt RC Jr. Comparison of manual and gravity stress radiographs for the evaluation of supination-external rotation fibular fractures. J Bone Joint Surg Am 2007; 89(5): 994–999.

[2] Hoelsbrekken SE, Kaul-Jensen K, Mørch T, et al. Nonoperative treatment of the medial malleolus in bimalleolar and trimalleolar ankle fractures: a randomized controlled trial. J Orthop Trauma 2013; 27(11): 633–637.

[3] De Vries JS, Wijgman AJ, Sierevelt IN, Schaap GR. Long-term results of ankle fractures with a posterior malleolar fragment. J Foot Ankle Surg 2005; 44(3): 211–217.

[4] Gardner MJ, Brodsky A, Briggs SM, Nielson JH, Lorich DG. Fixation of posterior malleolar fractures provides greater syndesmotic stability. Clin Orthop Relat Res 2006; 447(447): 165–171.

[5] Chu A, Weiner L. Distal fibula malunions. J Am Acad Orthop Surg 2009; 17(4): 220–230.

[6] Marmor M, Kandemir U, Matityahu A, Jergesen H, McClellan T, Morshed S. A method for detection of lateral malleolar malrotation using conventional fluoroscopy. J Orthop Trauma 2013; 27(12): e281–e284.

[7] Miller AN, Carroll EA, Parker RJ, Boraiah S, Helfet DL, Lorich DG. Direct visualization for syndesmotic stabilization of ankle fractures. Foot Ankle Int 2009; 30(5): 419–426.

[8] Summers HD, Sinclair MK, Stover MD. A reliable method for intraoperative evaluation of syndesmotic reduction. J Orthop Trauma 2013; 27(4): 196–200.

[9] Franke J, von Recum J, Suda AJ, Grützner PA, Wendl K. Intraoperative three-dimensional imaging in the treatment of acute unstable syndesmotic injuries. J Bone Joint Surg Am 2012; 94(15): 1386–1390.

[10] Park SS, Kubiak EN, Egol KA, Kummer F, Koval KJ. Stress radiographs after ankle fracture: the effect of ankle position and deltoid ligament status on medial clear space measurements. J Orthop Trauma 2006; 20(1): 11–18.

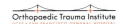
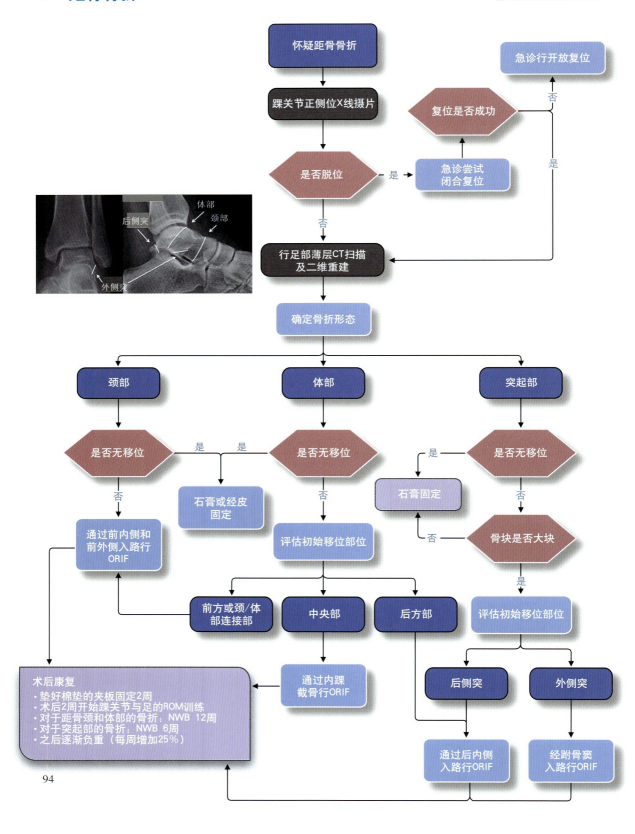

怀疑距骨骨折

踝关节正侧位X线摄片

是否脱位 — 是 → 急诊尝试闭合复位 → 复位是否成功 — 否 → 急诊行开放复位

复位是否成功 — 是 → 行足部薄层CT扫描及二维重建

是否脱位 — 否 → 行足部薄层CT扫描及二维重建

确定骨折形态

颈部 / 体部 / 突起部

**颈部**
是否无移位 — 是 → 石膏或经皮固定
是否无移位 — 否 → 通过前内侧和前外侧入路行ORIF

**体部**
是否无移位 — 是 → 石膏或经皮固定
是否无移位 — 否 → 评估初始移位部位

**突起部**
是否无移位 — 是 → 石膏固定
是否无移位 — 否 → 骨块是否大块
骨块是否大块 — 否 → 石膏固定
骨块是否大块 — 是 → 评估初始移位部位

评估初始移位部位（体部）→ 前方或颈/体部连接部 / 中央部 / 后方部

前方或颈/体部连接部 → 通过前内侧和前外侧入路行ORIF
中央部 → 通过内踝截骨行ORIF

评估初始移位部位（突起部）→ 后侧突 / 外侧突
后侧突 → 通过后内侧入路行ORIF
外侧突 → 经跗骨窦入路行ORIF

**术后康复**
· 垫好棉垫的夹板固定2周
· 术后2周开始踝关节与足的ROM训练
· 对于距骨颈和体部的骨折：NWB 12周
· 对于突起部的骨折：NWB 6周
· 之后逐渐负重（每周增加25％）

体部 / 颈部 / 后侧突 / 外侧突

*Dave Shearer, MD*

## 术语缩略词

| | | |
|---|---|---|
| ORIF | open reduction internal fixation | 切开复位内固定 |
| ROM | range of motion | 活动范围 |
| NWB | non weight bearing | 非负重 |

## 参考文献

[1] Vallier HA, Reichard SG, Boyd AJ, et al. A New Look at the Hawkins Classification for Talar Neck Fractures: Which Features of Injury and Treatment Are Predictive of Osteonecrosis? J Bone Joint Surg Am 2014; 96(3): 192–197.

[2] Hawkins LG. Fractures of the neck of the talus. J Bone Joint Surg Am 1970; 52(5): 991–1002.

[3] Lindvall E, Haidukewych G, DiPasquale T, et al. Open reduction and stable fixation of isolated, displaced talar neck and body fractures. J Bone Joint Surg Am 2004; 86–A(10): 2229–2234.

[4] Vallier HA, Nork SE, Benirschke SK, et al. Surgical treatment of talar body fractures. J Bone Joint Surg Am 2003; 85–A(9): 1716–1724.

[5] Vallier HA, Nork SE, Barei DP, Benirschke SK, Sangeorzan BJ. Talar neck fractures: results and outcomes. J Bone Joint Surg Am 2004; 86–A(8): 1616–1624.

# 48 跟骨骨折

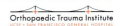
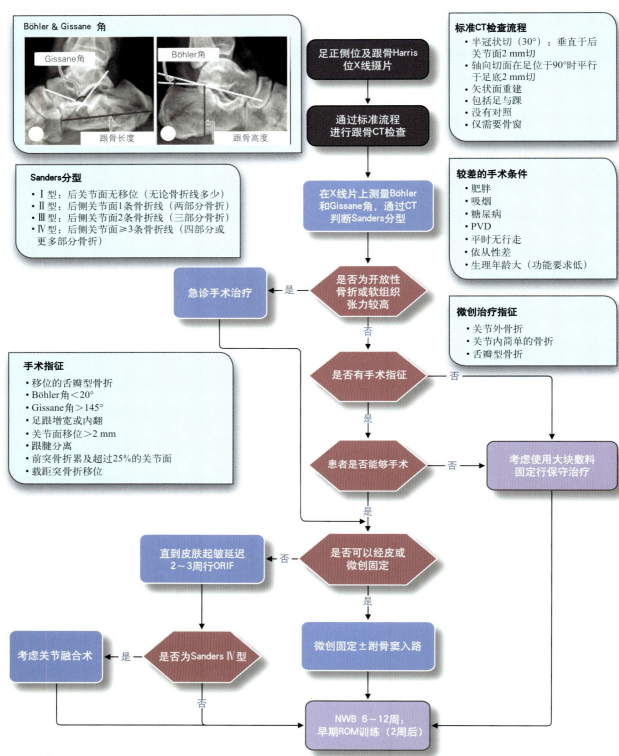

**Böhler & Gissane 角**

Gissane角

Böhler角

跟骨长度

跟骨高度

**Sanders分型**
- Ⅰ型：后关节面无移位（无论骨折线多少）
- Ⅱ型：后侧关节面1条骨折线（两部分骨折）
- Ⅲ型：后侧关节面2条骨折线（三部分骨折）
- Ⅳ型：后侧关节面≥3条骨折线（四部分或更多部分骨折）

**手术指征**
- 移位的舌瓣型骨折
- Böhler角＜20°
- Gissane角＞145°
- 足跟增宽或内翻
- 关节面移位＞2 mm
- 跟腱分离
- 前突骨折累及超过25%的关节面
- 载距突骨折移位

**标准CT检查流程**
- 半冠状切（30°）：垂直于后关节面2 mm切
- 轴向切面在足位于90°时平行于足底2 mm切
- 矢状面重建
- 包括足与踝
- 没有对照
- 仅需要骨窗

**较差的手术条件**
- 肥胖
- 吸烟
- 糖尿病
- PVD
- 平时无行走
- 依从性差
- 生理年龄大（功能要求低）

**微创治疗指征**
- 关节外骨折
- 关节内简单的骨折
- 舌瓣型骨折

足正侧位及跟骨Harris位X线摄片

↓

通过标准流程进行跟骨CT检查

↓

在X线片上测量Böhler和Gissane角，通过CT判断Sanders分型

↓

是否为开放性骨折或软组织张力较高 —是→ 急诊手术治疗

↓否

是否有手术指征 —否→

↓是

患者是否能够手术 —否→ 考虑使用大块敷料固定行保守治疗

↓是

是否可以经皮或微创固定 —否— 直到皮肤起皱延迟2～3周行ORIF

↓是

微创固定±跗骨窦入路

直到皮肤起皱延迟2～3周行ORIF ↓

是否为Sanders Ⅳ型 —是→ 考虑关节融合术

↓否

NWB 6～12周；早期ROM训练（2周后）

*Richard Coughlin, MD, MSc*

## 术语缩略词

| | | | |
|---|---|---|---|
| ORIF | open reduction internal fixation | 切开复位内固定 |
| ROM | range of motion | 活动范围 |
| NWB | non weight bearing | 非负重 |
| PVD | peripheral vascular disease | 外周血管疾病 |

# 49 Lisfranc骨折

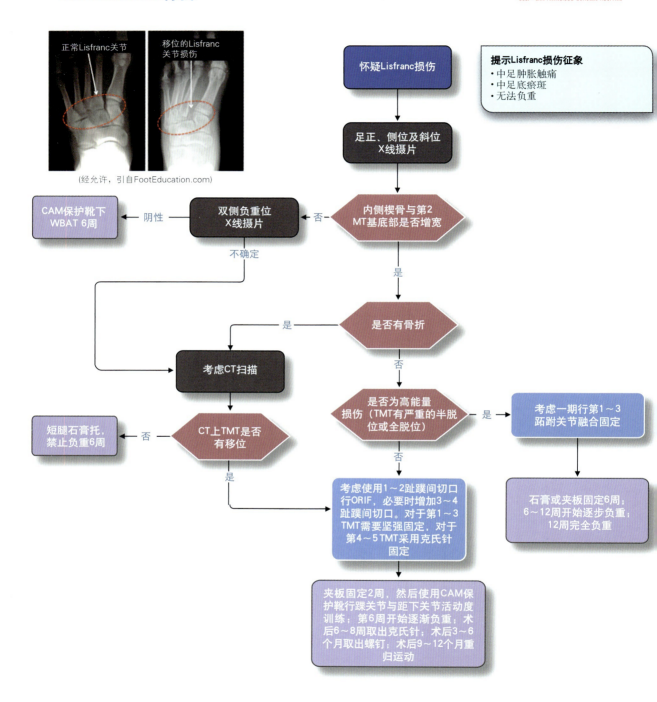

正常Lisfranc关节

移位的Lisfranc关节损伤

(经允许，引自FootEducation.com)

提示Lisfranc损伤征象
- 中足肿胀触痛
- 中足底瘀斑
- 无法负重

怀疑Lisfranc损伤

足正、侧位及斜位X线摄片

内侧楔骨与第2 MT基底部是否增宽

双侧负重位X线摄片 ← 否

阴性 → CAM保护靴下 WBAT 6周

不确定

是

是否有骨折

是 → 考虑CT扫描

否

是否为高能量损伤（TMT有严重的半脱位或全脱位）

是 → 考虑一期行第1～3跖跗关节融合固定

否

CT上TMT是否有移位

否 → 短腿石膏托，禁止负重6周

是

考虑使用1～2趾蹼间切口行ORIF，必要时增加3～4趾蹼间切口。对于第1～3 TMT需要坚强固定，对于第4～5 TMT采用克氏针固定

石膏或夹板固定6周；6～12周开始逐步负重；12周完全负重

夹板固定2周，然后使用CAM保护靴行踝关节与距下关节活动度训练；第6周开始逐渐负重；术后6～8周取出克氏针；术后3～6个月取出螺钉；术后9～12个月重归运动

*Dave Shearer, MD*

## 术语缩略词

| | | |
|---|---|---|
| MT | metatarsus | 跖骨 |
| CAM | controlled ankle movement | 有限制的踝关节活动 |
| WBAT | weight bearing as tolerated | 可以忍受负重 |
| TMT | tarsometatarsal joint | 跖跗关节 |
| ORIF | open reduction internal fixation | 切开复位内固定 |

## 参考文献

[1] Benirschke SK, Meinberg E, Anderson SA, Jones CB, Cole PA. Fractures and dislocations of the midfoot: Lisfranc and Chopart injuries. J Bone Joint Surg Am 2012; 94(14): 1325–1337.

[2] Scolaro J, Ahn J, Mehta S. Lisfranc fracture dislocations. Clin Orthop Relat Res 2011; 469(7): 2078–2080.

[3] Sherief TI, Mucci B, Greiss M. Lisfranc injury: how frequently does it get missed? And how can we improve? Injury 2007; 38(7): 856–860.

[4] Gupta RT, Wadhwa RP, Learch TJ, Herwick SM. Lisfranc injury: imaging findings for this important but often-missed diagnosis. Curr Probl Diagn Radiol 2008; 37(3): 115–126.

[5] Kaar S, Femino J, Morag Y. Lisfranc joint displacement following sequential ligament sectioning. J Bone Joint Surg Am 2007; 89(10): 2225–2232.

[6] Henning JA, Jones CB, Sietsema DL, Bohay DR, Anderson JG. Open reduction internal fixation versus primary arthrodesis for lisfranc injuries: a prospective randomized study. Foot Ankle Int 2009; 30(10): 913–922.

[7] Raikin SM, Elias I, Dheer S, Besser MP, Morrison WB, Zoga AC. Prediction of midfoot instability in the subtle Lisfranc injury. Comparison of magnetic resonance imaging with intraoperative findings. J Bone Joint Surg Am 2009; 91(4): 892–899.

[8] Kadow TR, Siska PA, Evans AR, Sands SS, Tarkin IS. Staged treatment of high energy midfoot fracture dislocations. Foot Ankle Int 2014; 35(12): 1287–1291.

[9] Faciszewski T, Burks RT, Manaster BJ. Subtle injuries of the Lisfranc joint. J Bone Joint Surg Am 1990; 72(10): 1519–1522.

[10] Coetzee JC, Ly TV. Treatment of primarily ligamentous Lisfranc joint injuries: primary arthrodesis compared with open reduction and internal fixation. Surgical technique. J Bone Joint Surg Am 2007; 89(2, Suppl 2 Pt. 1): 122–127.

[11] Rammelt S, Schneiders W, Schikore H, Holch M, Heineck J, Zwipp H. Primary open reduction and fixation compared with delayed corrective arthrodesis in the treatment of tarsometatarsal (Lisfranc) fracture dislocation. J Bone Joint Surg Br 2008; 90(11): 1499–1506.

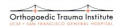
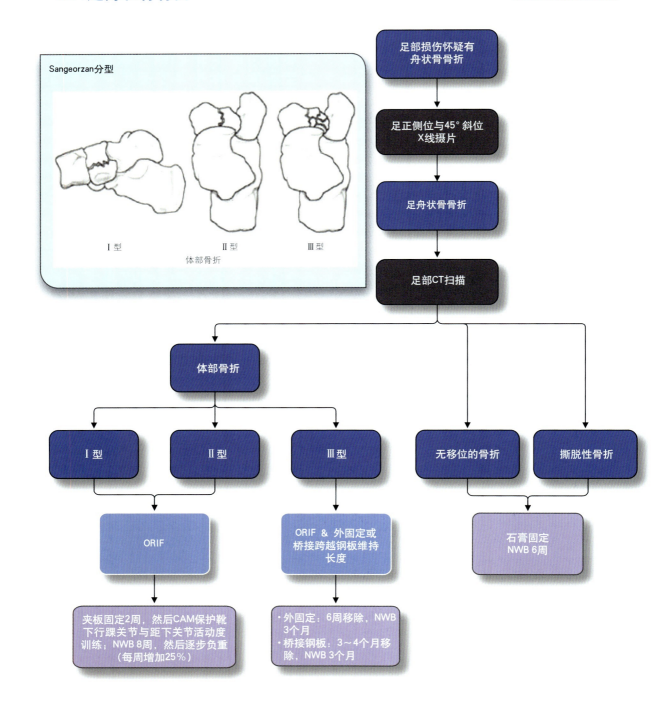

Sangeorzan分型

Ⅰ型　　　Ⅱ型　　　Ⅲ型

体部骨折

足部损伤怀疑有舟状骨骨折

足正侧位与45°斜位X线摄片

足舟状骨骨折

足部CT扫描

体部骨折

Ⅰ型 | Ⅱ型 | Ⅲ型 | 无移位的骨折 | 撕脱性骨折

ORIF

ORIF & 外固定或桥接跨越钢板维持长度

石膏固定 NWB 6周

夹板固定2周，然后CAM保护靴下行踝关节与距下关节活动度训练；NWB 8周，然后逐步负重（每周增加25％）

・外固定：6周移除，NWB 3个月
・桥接钢板：3~4个月移除，NWB 3个月

*Dave Shearer, MD*

## 术语缩略词

| | | |
|---|---|---|
| ORIF | open reduction internal fixation | 切开复位内固定 |
| CAM | controlled ankle movement | 有限制的踝关节活动 |
| NWB | non weight bearing | 非负重 |

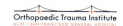

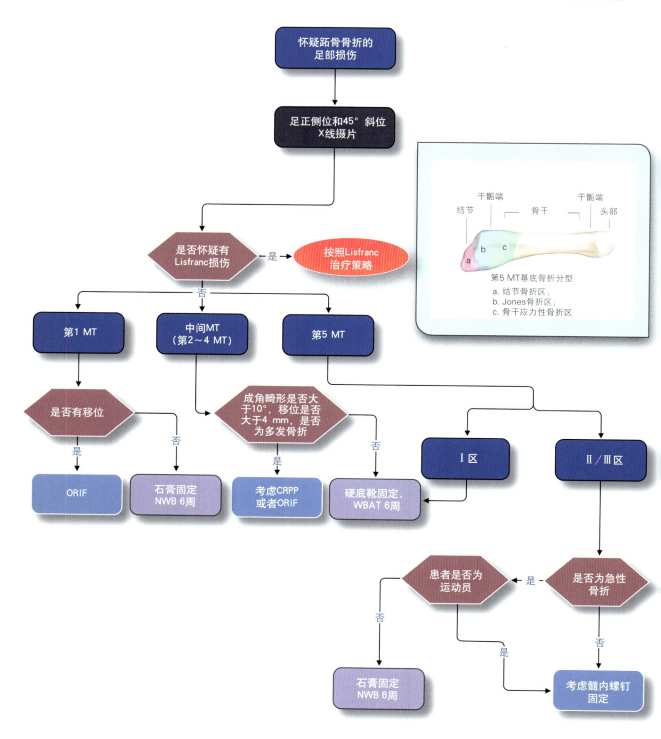

*Dave Shearer, MD*

## 术语缩略词

| | | |
|---|---|---|
| MT | metatarsus | 跖骨 |
| ORIF | open reduction internal fixation | 切开复位内固定 |
| NWB | non weight bearing | 非负重 |
| CRPP | closed reduction percutaneous pinning | 闭合复位经皮克氏针固定 |
| WBAT | weight bearing as tolerated | 可以忍受负重 |

## 参考文献

[1] Torg JS, Balduini FC, Zelko RR, Pavlov H, Peff TC, Das M. Fractures of the base of the fifth metatarsal distal to the tuberosity. Classification and guidelines for non-surgical and surgical management. J Bone Joint Surg Am 1984; 66(2): 209–214.

[2] Shereff MJ. Fractures of the forefoot. Instr Course Lect 1990; 39: 133–140.

[3] Armagan OE, Shereff MJ. Injuries to the toes and metatarsals. Orthop Clin North Am 2001; 32(1): 1–10.

[4] Coughlin MJ, Saltzman CL, Anderson RB, et al. Mann's surgery of the foot and ankle. Vol. 1. Philadelphia: Saunders/Elsevier; 2014.

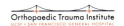
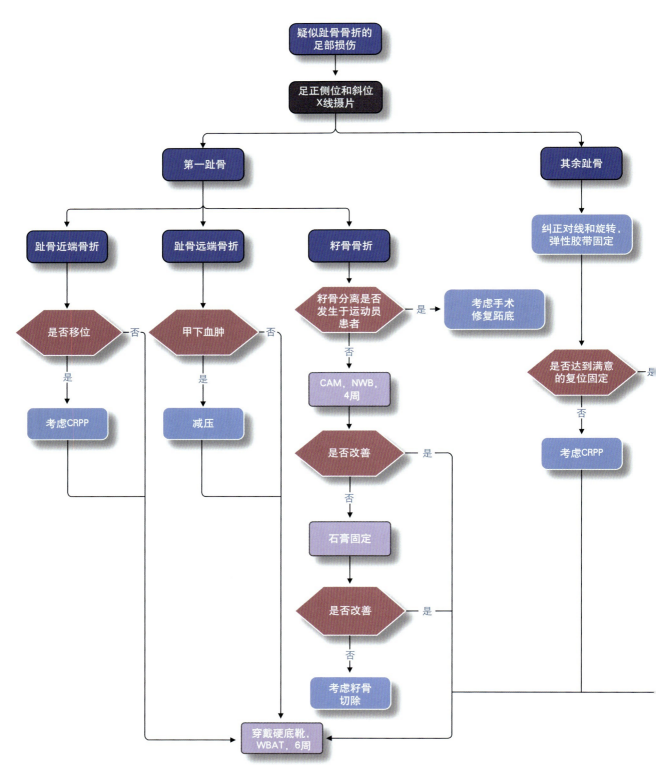

*Dave Shearer, MD*

## 术语缩略词

| | | |
|---|---|---|
| CRPP | closed reduction percutaneous pinning | 闭合复位经皮克氏针固定 |
| CAM | controlled ankle movement | 有限制的踝关节活动 |
| NWB | non weight bearing | 非负重 |
| WBAT | weight bearing as tolerated | 可以忍受负重 |

## 参考文献

[1] Coughlin MJ, Saltzman CL, Anderson RB, et al. Mann's surgery of the foot and ankle. Vol. 1 Vol. 1. Philadelphia: Saunders/ Elsevier; 2014.

[2] Jahss MH. Stubbing injuries to the hallux. Foot Ankle. 1981 May; 1(6): 327–332.

[3] McCormick JJ, Anderson RB. The Great Toe: Failed Turf Toe, Chronic Turf Toe, and Complicated Sesamoid Injuries. Foot and Ankle Clinics. 2009 Jun; 14(2): 135–150.

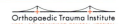

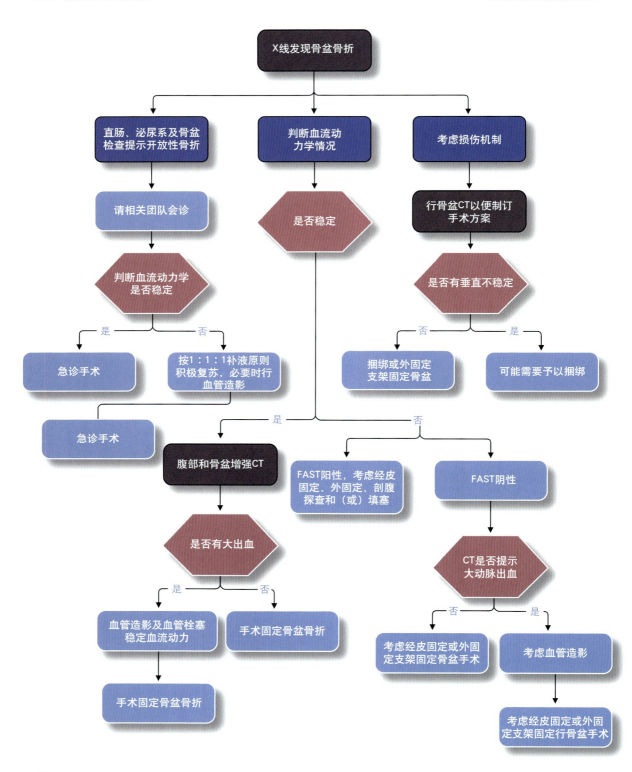

*Amir Matityahu, MD*

## 术语缩略词

| FAST | focused assessment with sonography in trauma | 创伤超声重点评估 |

## 参考文献

[1] DeAngelis NA, Wixted JJ, Drew J, Eskander MS, Eskander JP, French BG. Use of the trauma pelvic orthotic device (T-POD) for provisional stabilisation of anterior-posterior compression type pelvic fractures: a cadaveric study. Injury 2008; 39(8): 903–906.

[2] White CE, Hsu JR, Holcomb JB. Haemodynamically unstable pelvic fractures. Injury 2009; 40(10): 1023–1030.

[3] Grotz MR, Allami MK, Harwood P, Pape HC, Krettek C, Giannoudis PV. Open pelvic fractures: epidemiology, current concepts of management and outcome. Injury 2005; 36(1): 1–13.

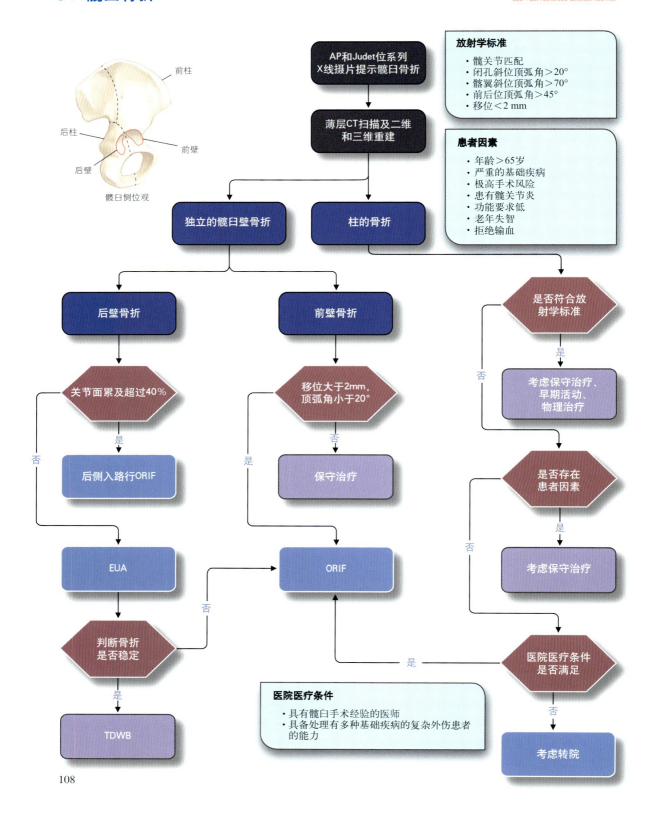

**放射学标准**
- 髋关节匹配
- 闭孔斜位顶弧角＞20°
- 髂翼斜位顶弧角＞70°
- 前后位顶弧角＞45°
- 移位＜2 mm

**患者因素**
- 年龄＞65岁
- 严重的基础疾病
- 极高手术风险
- 患有髋关节炎
- 功能要求低
- 老年失智
- 拒绝输血

AP和Judet位系列X线摄片提示髋臼骨折

薄层CT扫描及二维和三维重建

独立的髋臼壁骨折

柱的骨折

后壁骨折

前壁骨折

是否符合放射学标准

关节面累及超过40%

移位大于2mm，顶弧角小于20°

考虑保守治疗、早期活动、物理治疗

后侧入路行ORIF

保守治疗

是否存在患者因素

EUA

ORIF

考虑保守治疗

判断骨折是否稳定

医院医疗条件是否满足

TDWB

**医院医疗条件**
- 具有髋臼手术经验的医师
- 具备处理有多种基础疾病的复杂外伤患者的能力

考虑转院

前柱
后柱
前壁
后壁
髋臼侧位观

*Amir Matityahu, MD*

## 术语缩略词

| AP | anterior posterior | 前后位 |
| ORIF | open reduction internal fixation | 切开复位内固定 |
| EUA | evaluation under anesthesia | 麻醉下评估 |
| TDWB | touch down weight bearing | 着地负重 |

## 参考文献

[1] Tornetta P Ⅲ. Non-operative management of acetabular fractures. The use of dynamic stress views. J Bone Joint Surg Br 1999; 81(1): 67–70.

[2] Vrahas MS, Widding KK, Thomas KA. The effects of simulated transverse, anterior column, and posterior column fractures of the acetabulum on the stability of the hip joint. J Bone Joint Surg Am 1999; 81(7): 966–974.

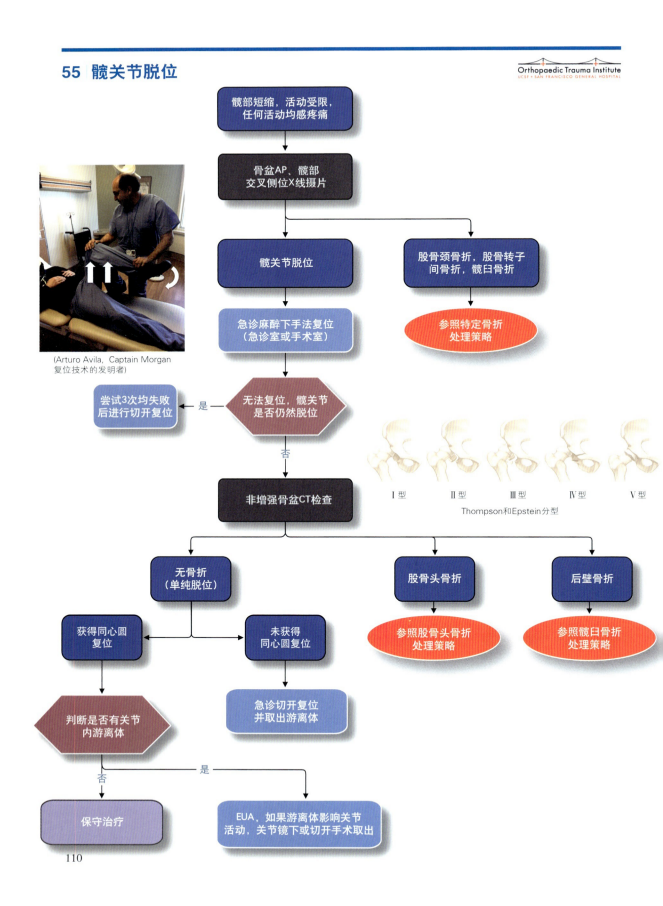

髋部短缩，活动受限，
任何活动均感疼痛

骨盆AP、髋部
交叉侧位X线摄片

髋关节脱位

股骨颈骨折，股骨转子
间骨折，髋臼骨折

急诊麻醉下手法复位
（急诊室或手术室）

参照特定骨折
处理策略

(Arturo Avila，Captain Morgan
复位技术的发明者)

尝试3次均失败
后进行切开复位

是

无法复位，髋关节
是否仍然脱位

否

Ⅰ型　Ⅱ型　Ⅲ型　Ⅳ型　Ⅴ型

Thompson和Epstein分型

非增强骨盆CT检查

无骨折
（单纯脱位）

股骨头骨折

后壁骨折

参照股骨头骨折
处理策略

参照髋臼骨折
处理策略

获得同心圆
复位

未获得
同心圆复位

急诊切开复位
并取出游离体

判断是否有关节
内游离体

否　　是

保守治疗

EUA，如果游离体影响关节
活动，关节镜下或切开手术取出

*Amir Matityahu, MD*

## 术语缩略词

| | | |
|---|---|---|
| AP | anterior posterior | 前后位 |
| EUA | evaluation under anesthesia | 麻醉下评估 |

## 参考文献

Hendey GW, Avila A. The Captain Morgan technique for the reduction of the dislocated hip. Annals of emergency medicine. 2011 Dec 31; 58(6): 536–540.

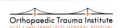
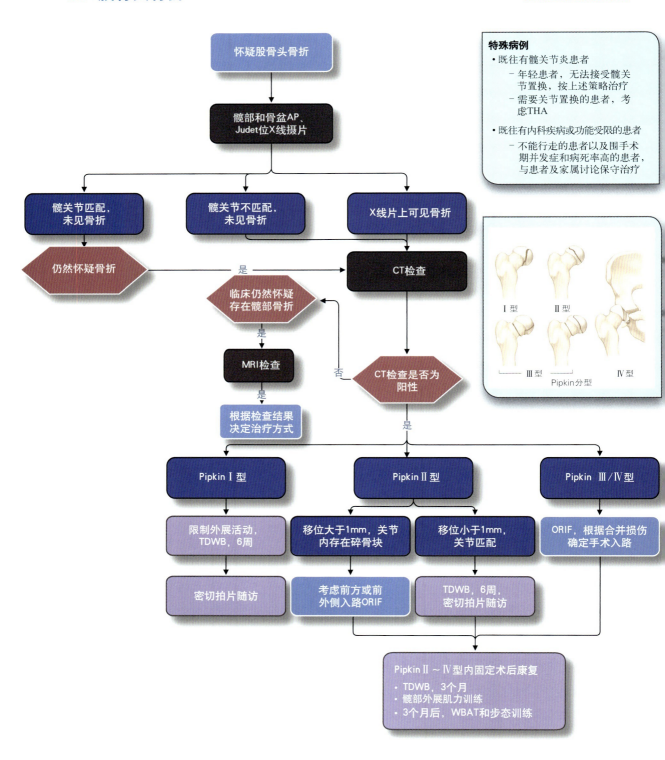

怀疑股骨头骨折

↓

髋部和骨盆AP、
Judet位X线摄片

髋关节匹配，
未见骨折

髋关节不匹配，
未见骨折

X线片上可见骨折

仍然怀疑骨折 ——是—→ CT检查

临床仍然怀疑
存在髋部骨折

MRI检查

CT检查是否为
阳性

根据检查结果
决定治疗方式

**特殊病例**
- 既往有髋关节炎患者
  - 年轻患者，无法接受髋关节置换，按上述策略治疗
  - 需要关节置换的患者，考虑THA
- 既往有内科疾病或功能受限的患者
  - 不能行走的患者以及围手术期并发症和病死率高的患者，与患者及家属讨论保守治疗

I 型　II 型

III 型　IV 型

Pipkin分型

Pipkin I 型

限制外展活动，
TDWB，6周

密切拍片随访

Pipkin II 型

移位大于1mm，关节
内存在碎骨块

移位小于1mm，
关节匹配

考虑前方或前
外侧入路ORIF

TDWB，6周，
密切拍片随访

Pipkin III / IV 型

ORIF，根据合并损伤
确定手术入路

Pipkin II ～ IV型内固定术后康复
- TDWB，3个月
- 髋部外展肌力训练
- 3个月后，WBAT和步态训练

*Amir Matityahu, MD*

## 术语缩略词

| | | |
|---|---|---|
| AP | anterior posterior | 前后位 |
| THA | total hip arthroplasty | 全髋关节置换 |
| TDWB | touch down weight bearing | 着地负重 |
| ORIF | open reduction internal fixation | 切开复位内固定 |
| WBAT | weight bearing as tolerated | 可以忍受负重 |

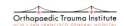
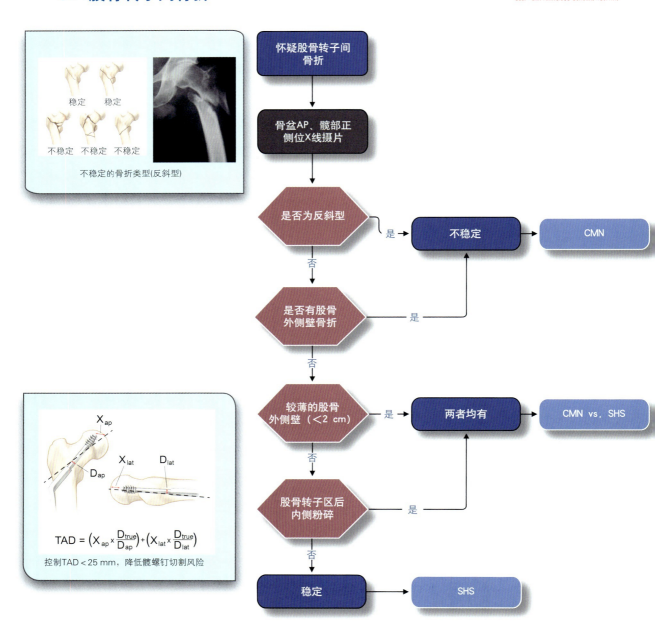

不稳定的骨折类型(反斜型)

稳定　稳定
不稳定　不稳定　不稳定

$$TAD = \left(X_{ap} \times \frac{D_{true}}{D_{ap}}\right) + \left(X_{lat} \times \frac{D_{true}}{D_{lat}}\right)$$

控制TAD < 25 mm,降低髋螺钉切割风险

怀疑股骨转子间骨折

↓

骨盆AP、髋部正侧位X线摄片

↓

是否为反斜型 —是→ 不稳定 —→ CMN

否↓

是否有股骨外侧壁骨折 —是→

否↓

较薄的股骨外侧壁（<2 cm) —是→ 两者均有 —→ CMN vs. SHS

否↓

股骨转子区后内侧粉碎 —是→

否↓

稳定 —→ SHS

*Dave Shearer, MD*

## 术语缩略词

| | | |
|---|---|---|
| AP | anterior posterior | 前后位 |
| CMN | cephalomedullary nail | 股骨近端髓内钉 |
| SHS | sliding hip screw | 滑动髋螺钉 |
| TAD | tip-apex distance | 尖顶距 |

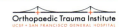
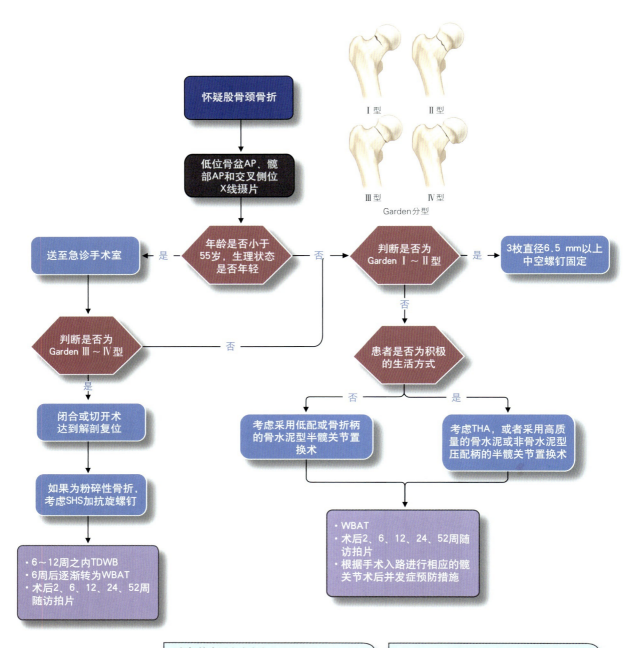

*Eric Meinberg, MD*

## 术语缩略词

| | | |
|---|---|---|
| AP | anterior posterior | 前后位 |
| TDWB | touch down weight bearing | 着地负重 |
| SHS | sliding hip screw | 滑动髋螺钉 |
| WBAT | weight bearing as tolerated | 可以忍受负重 |
| THA | total hip arthroplasty | 全髋关节置换 |
| ADL | activity of daily living | 日常生活能力 |
| CHF | congestive heart failure | 充血性心力衰竭 |
| CVA | cerebrovascular accident | 脑血管意外 |

## 参考文献

[1] Barnes R, Brown JT, Garden RS, Nicoll EA. Subcapital fractures of the femur. A prospective review. J Bone Joint Surg Br 1976; 58(1): 2–24.

[2] Blomfeldt R, Törnkvist H, Eriksson K, Söderqvist A, Ponzer S, Tidermark J. A randomised controlled trial comparing bipolar hemiarthroplasty with total hip replacement for displaced intracapsular fractures of the femoral neck in elderly patients. J Bone Joint Surg Br 2007; 89(2): 160–165.

[3] Evaniew N, Madden K, Bhandari M. Cochrane in CORR®: Arthroplasties (with and without bone cement) for proximal femoral fractures in adults. Clin Orthop Relat Res 2014; 472(5): 1367–1372.

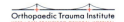

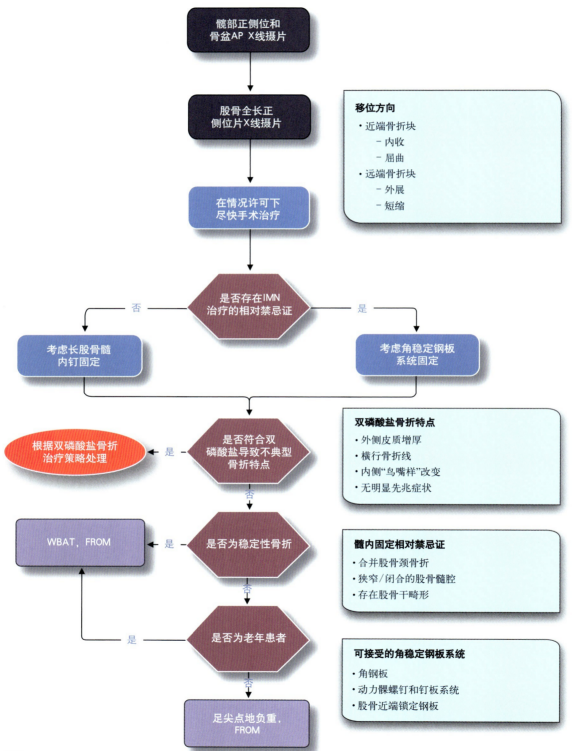

*Dave Shearer, MD*

## 术语缩略词

| | | |
|---|---|---|
| AP | anterior posterior | 前后位 |
| IMN | intramedullary nail | 髓内钉 |
| WBAT | weight bearing as tolerated | 可以忍受负重 |
| FROM | full range of motion | 全范围关节活动 |

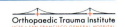

## ASIA脊髓损伤量表

| A | 完全性损伤 | S4～S5丧失感觉和运动功能 |
|---|---|---|
| B | 不完全损伤 | 神经平面以下至S4～S5感觉功能保留，运动功能丧失 |
| C | 不完全损伤 | 神经平面以下至S4～S5感觉和运动功能保留，但神经平面下大部分核心肌肉肌力<3级 |
| D | 不完全损伤 | 神经平面以下运动功能保留，大部分核心肌肉肌力≥3级 |
| E | 正常 | 感觉和运动功能正常 |

注：ASIA分类中E类用于确定短暂性神经功能丧失并已恢复正常感觉和运动功能的个体。

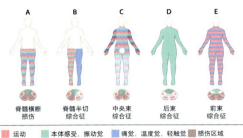

脊髓横断损伤 脊髓半切综合征 中央束综合征 后束综合征 前束综合征

■ 运动 ■ 本体感受、振动觉 ■ 痛觉、温度觉、轻触觉 ■ 损伤区域

注：图示为神经功能丧失区

脊髓综合征

**定义**

· **脊髓休克**：受伤平面以下感觉和运动功能丧失，同时合并神经反射消失或减退，反射经数日后恢复而呈亢进

· **神经源性休克**：心血管系统失去交感神经支配，一般发生于T6及以上水平的脊髓损伤，通常表现为心动过缓、低血压等

**SCI的并发症**

· 应激性溃疡
· DVT
· 尿脓毒血症
· 心动过缓
· 体位性低血压
· 自主反射障碍
· 抑郁症

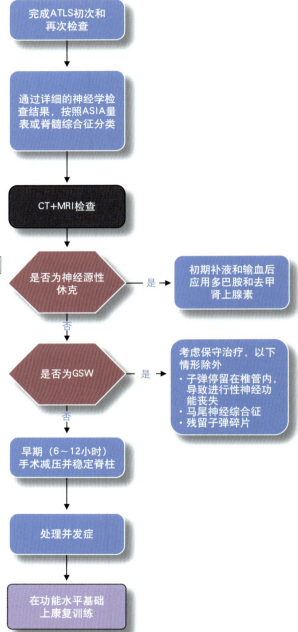

完成ATLS初次和再次检查

↓

通过详细的神经学检查结果，按照ASIA量表或脊髓综合征分类

↓

CT+MRI检查

↓

是否为神经源性休克 —是→ 初期补液和输血后应用多巴胺和去甲肾上腺素

否↓

是否为GSW —是→ 考虑保守治疗，以下情形除外
· 子弹停留在椎管内，导致进行性神经功能丧失
· 马尾神经综合征
· 残留子弹碎片

否↓

早期（6～12小时）手术减压并稳定脊柱

↓

处理并发症

↓

在功能水平基础上康复训练

*Jeremie Larouche, MD / R. Trigg McClellan, MD*

## 术语缩略词

| | | | |
|---|---|---|---|
| SCI | spinal cord injury | 脊髓损伤 | |
| DVT | deep vein thrombosis | 深静脉血栓 | |
| ATLS | advanced trauma life support | 高级创伤生命支持 | |
| ASIA | American Spinal Injury Association | 美国脊柱损伤协会 | |
| GSW | gun shot wound | 枪战伤 | |

## 参考文献

ATLS Subcommittee; American College of Surgeons' Committee on Trauma; International ATLS working group. Advanced trauma life support (ATLS®): the ninth edition. J Trauma Acute Care Surg 2013; 74(5): 1363–1366.

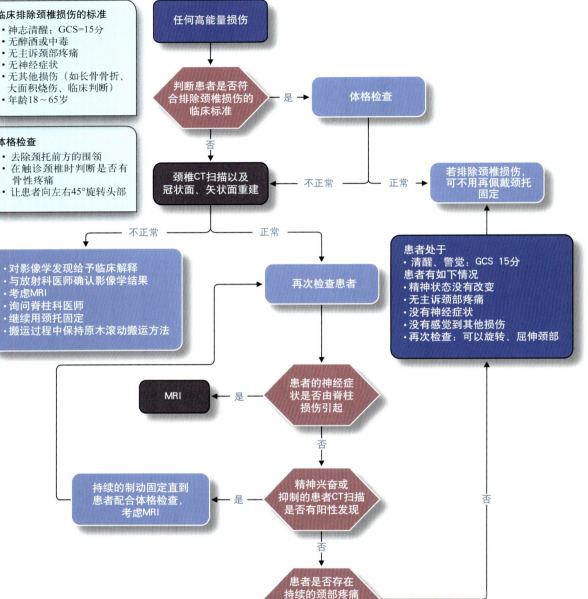

**临床排除颈椎损伤的标准**
- 神志清醒：GCS=15分
- 无醉酒或中毒
- 无主诉颈部疼痛
- 无神经症状
- 无其他损伤（如长骨骨折、大面积烧伤、临床判断）
- 年龄18~65岁

**体格检查**
- 去除颈托前方的围领
- 在触诊颈椎时判断是否有骨性疼痛
- 让患者向左右45°旋转头部

任何高能量损伤

判断患者是否符合排除颈椎损伤的临床标准 —— 是 → 体格检查

否

颈椎CT扫描以及冠状面、矢状面重建

不正常 —— 正常

若排除颈椎损伤，可不用再佩戴颈托固定

不正常 —— 正常

- 对影像学发现给予临床解释
- 与放射科医师确认影像学结果
- 考虑MRI
- 询问脊柱科医师
- 继续用颈托固定
- 搬运过程中保持原木滚动搬运方法

再次检查患者

患者处于
- 清醒、警觉：GCS 15分
患者有如下情况
- 精神状态没有改变
- 无主诉颈部疼痛
- 没有神经症状
- 没有感觉到其他损伤
- 再次检查：可以旋转、屈伸颈部

MRI ← 是 —— 患者的神经症状是否由脊柱损伤引起

否

持续的制动固定直到患者配合体格检查，考虑MRI ← 是 —— 精神兴奋或抑制的患者CT扫描是否有阳性发现

否

患者是否存在持续的颈部疼痛而CT扫描未有阳性发现

否

是

**选择1（如高度怀疑不稳定性韧带损伤）**
- 急诊进行颈椎MRI检查

**选择2（并不高度怀疑存在不稳定性韧带损伤）**
- 继续颈托固定
- 建议患者7~10天后至脊柱专科就诊重新评估，条件允许，拍摄颈椎屈伸位影像

*Jeremie Larouche, MD / R. Trigg McClellan, MD*

## 术语缩略词

| | | |
|---|---|---|
| GCS | Glasgow coma scale | 格拉斯哥昏迷评分 |
| MRI | magnetic resonance imaging | 磁共振成像 |

## 参考文献

[1] Hoffman JR, Mower WR, Wolfson AB, Todd KH, Zucker MI; National Emergency X-Radiography Utilization Study Group. Validity of a set of clinical criteria to rule out injury to the cervical spine in patients with blunt trauma. N Engl J Med 2000; 343(2): 94–99.

[2] Gebauer G, Osterman M, Harrop J, Vaccaro A. Spinal cord injury resulting from injury missed on CT scan: the danger of relying on CT alone for collar removal. Clin Orthop Relat Res 2012; 470(6): 1652–1657.

[3] Badhiwala JH, Lai CK, Alhazzani W, et al. Cervical spine clearance in obtunded patients after blunt traumatic injury: a systematic review. Ann Intern Med 2015; 162(6): 429–437.

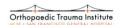
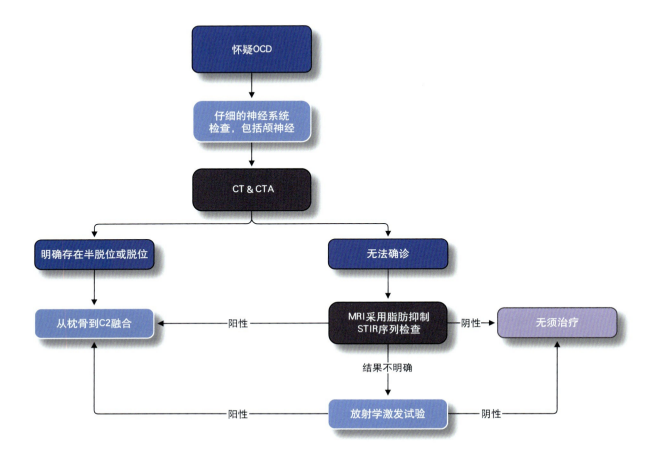

*Jeremie Larouche, MD and R. Trigg McClellan, MD*

## 术语缩略词

| | | | |
|---|---|---|---|
| OCD | occipitocervical dissociations | 枕颈分离 | |
| CTA | computed tomography angiography | CT 血管造影 | |
| STIR | short tau inversion recovery | 短时间反转恢复序列（脂肪抑制） | |

## 参考文献

[1] Kasliwal MK, Fontes RB, Traynelis VC. Occipitocervical dissociation-incidence, evaluation, and treatment. Curr Rev Musculoskelet Med 2016; 9(3): 247–254.

[2] Child Z, Rau D, Lee MJ, et al. The provocative radiographic traction test for diagnosing craniocervical dissociation: a cadaveric biomechanical study and reappraisal of the pathogenesis of instability. Spine J 2016; 16(9): 1116–1123.

# 63 | 寰椎（C1）骨折和横韧带损伤

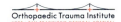
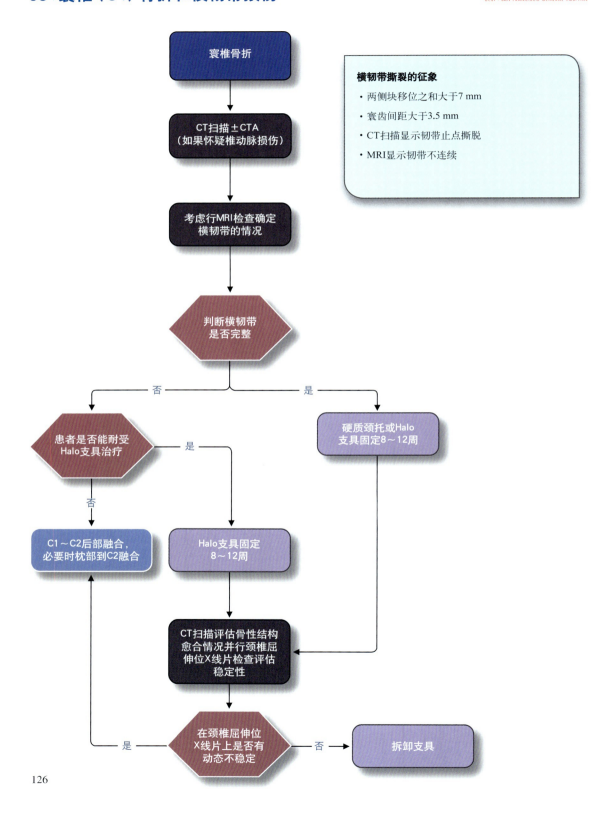

**横韧带撕裂的征象**
- 两侧块移位之和大于7 mm
- 寰齿间距大于3.5 mm
- CT扫描显示韧带止点撕脱
- MRI显示韧带不连续

*Jeremie Larouche, MD and R. Trigg McClellan, MD*

## 术语缩略词

| | | |
|---|---|---|
| CTA | computed tomography angiography | CT 血管造影 |
| MRI | magnetic resonance imaging | 磁共振成像 |

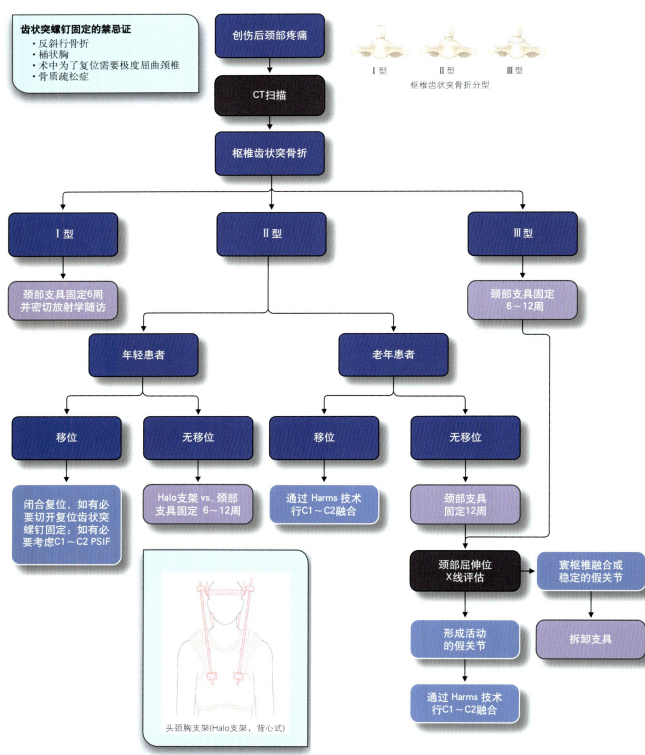

**齿状突螺钉固定的禁忌证**
- 反斜行骨折
- 桶状胸
- 术中为了复位需要极度屈曲颈椎
- 骨质疏松症

创伤后颈部疼痛

CT扫描

枢椎齿状突骨折

Ⅰ型　Ⅱ型　Ⅲ型
枢椎齿状突骨折分型

Ⅰ型

Ⅱ型

Ⅲ型

颈部支具固定6周并密切放射学随访

颈部支具固定6～12周

年轻患者

老年患者

移位

无移位

移位

无移位

闭合复位，如有必要切开复位齿状突螺钉固定；如有必要考虑C1～C2 PSIF

Halo支架 vs. 颈部支具固定 6～12周

通过 Harms 技术行C1～C2融合

颈部支具固定12周

颈部屈伸位X线评估

寰枢椎融合或稳定的假关节

形成活动的假关节

拆卸支具

通过 Harms 技术行C1～C2融合

头颈胸支架(Halo支架，背心式)

*Jeremie Larouche, MD / R. Trigg McClellan, MD*

## 术语缩略词

| PSIF | pedicle screw internal fixaiton | 椎弓根螺钉内固定 |

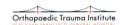

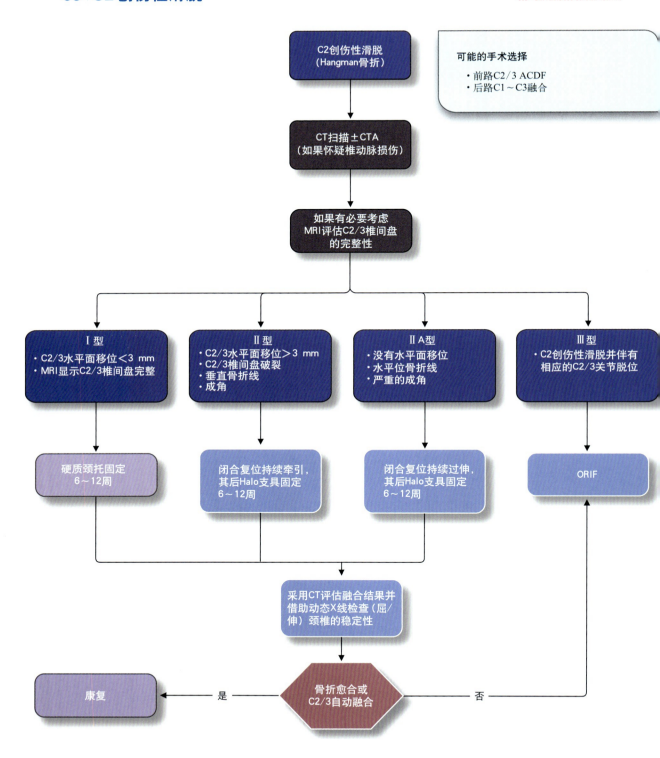

C2创伤性滑脱
（Hangman骨折）

**可能的手术选择**
- 前路C2/3 ACDF
- 后路C1～C3融合

CT扫描±CTA
（如果怀疑椎动脉损伤）

如果有必要考虑
MRI评估C2/3椎间盘
的完整性

**Ⅰ型**
- C2/3水平面移位＜3 mm
- MRI显示C2/3椎间盘完整

**Ⅱ型**
- C2/3水平面移位＞3 mm
- C2/3椎间盘破裂
- 垂直骨折线
- 成角

**ⅡA型**
- 没有水平面移位
- 水平位骨折线
- 严重的成角

**Ⅲ型**
- C2创伤性滑脱并伴有
  相应的C2/3关节脱位

硬质颈托固定
6～12周

闭合复位持续牵引，
其后Halo支具固定
6～12周

闭合复位持续过伸，
其后Halo支具固定
6～12周

ORIF

采用CT评估融合结果并
借助动态X线检查（屈/
伸）颈椎的稳定性

骨折愈合或
C2/3自动融合

康复

是

否

*Jeremie Larouche, MD / R. Trigg McClellan, MD*

## 术语缩略词

| CTA | computed tomography angiography | CT 血管造影 |
| MRI | magnetic resonance imaging | 磁共振成像 |
| ORIF | open reduction internal fixation | 切开复位内固定 |
| ACDF | anterior cervical discectomy and fusion | 颈椎前路椎间盘切除融合术 |

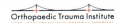

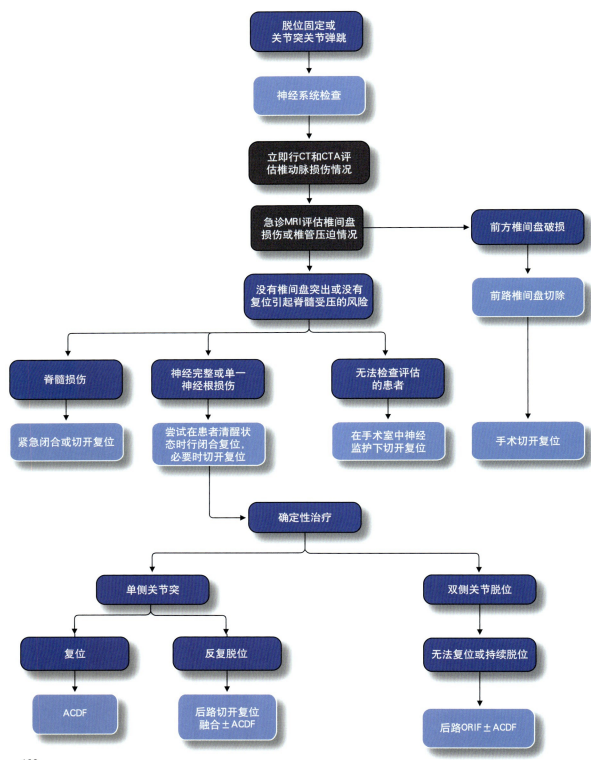

*Jeremie Larouche, MD / R. Trigg McClellan, MD*

## 术语缩略词

| | | |
|---|---|---|
| CTA | computed tomography angiography | CT 血管造影 |
| MRI | magnetic resonance imaging | 磁共振成像 |
| ACDF | anterior cervical discectomy and fusion | 颈椎前路椎间盘切除融合术 |
| ORIF | open reduction internal fixation | 切开复位内固定 |

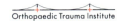
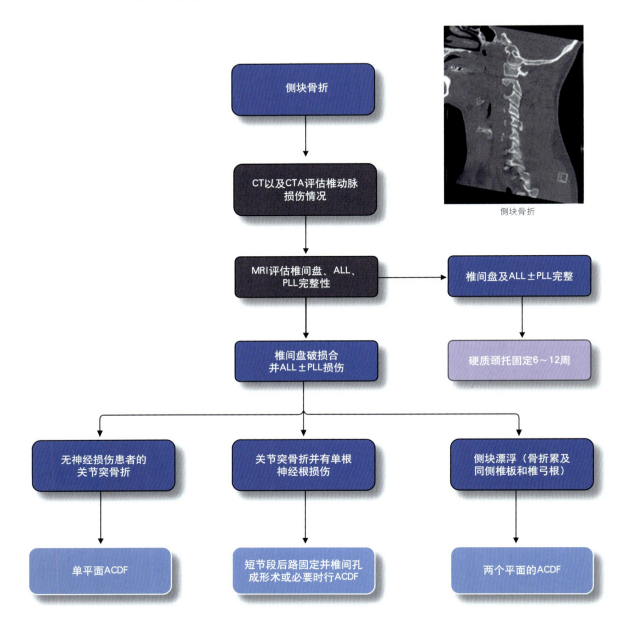

侧块骨折

*Jeremie Larouche, MD / R. Trigg McClellan, MD*

## 术语缩略词

| | | |
|---|---|---|
| CTA | computed tomography angiography | CT 血管造影 |
| MRI | magnetic resonance imaging | 磁共振成像 |
| ALL | anterior longitudinal ligament | 前纵韧带 |
| PLL | posterior longitudinal ligament | 后纵韧带 |
| ACDF | anterior cervical discectomy and fusion | 颈椎前路椎间盘切除融合术 |

## 参考文献

[1] Aarabi B, Mirvis S, Shanmuganathan K, et al. Comparative effectiveness of surgical versus nonoperative management of unilateral, nondisplaced, subaxial cervical spine facet fractures without evidence of spinal cord injury: clinical article. J Neurosurg Spine 2014; 20(3): 270–277.

[2] Kepler CK, Vaccaro AR, Chen E, et al. Treatment of isolated cervical facet fractures: a systematic review. J Neurosurg Spine 2015; 24(2): 1–8.

[3] Manoso MW, Moore TA, Agel J, Bellabarba C, Bransford RJ. Floating Lateral Mass Fractures of the Cervical Spine. Spine 2016; 41(18): 1421–1427.

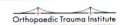

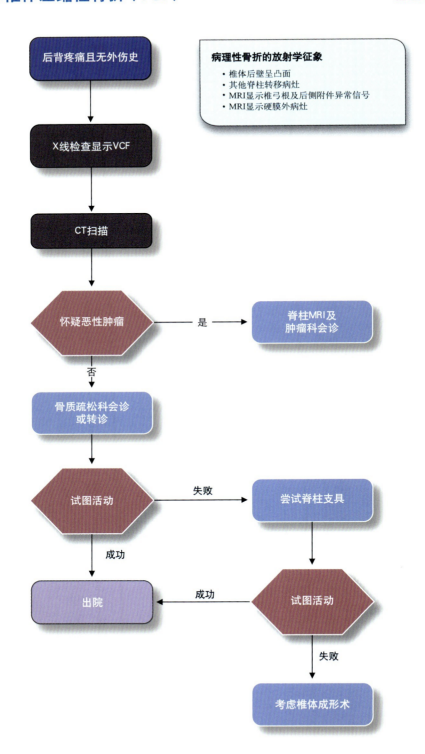

*Jeremie Larouche, MD / R. Trigg McClellan, MD*

## 术语缩略词

| | | | |
|---|---|---|---|
| VCF | vertebral compression fracture | 椎体压缩性骨折 | |
| MRI | magnetic resonance imaging | 磁共振成像 | |

## 参考文献

[1] Jung et al 2003 Radiographics Volume 23 Number 1, Discrimination of Metastatic From Acute Osteoporotic Compression Spinal Fractures with MR Imaging.

[2] Safety and efficacy of vertebroplasty for acute painful osteoporotic fractures (VAPOUR): a multicentre, randomised, double-blind, placebo-controlled trial. 2016; 388(10052): 1408–1416.

[3] Vertebroplasty and balloon kyphoplasty versus conservative treatment for osteoporotic vertebral compression fractures: A meta-analysis.

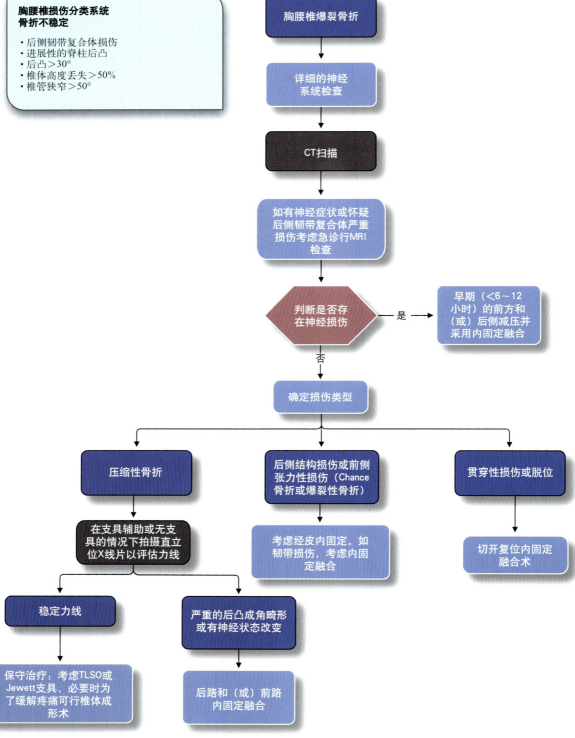

**胸腰椎损伤分类系统**
**骨折不稳定**

- 后侧韧带复合体损伤
- 进展性的脊柱后凸
- 后凸＞30°
- 椎体高度丢失＞50%
- 椎管狭窄＞50°

胸腰椎爆裂骨折

详细的神经系统检查

CT扫描

如有神经症状或怀疑后侧韧带复合体严重损伤考虑急诊行MRI检查

判断是否存在神经损伤 —— 是 —→ 早期（＜6～12小时）的前方和（或）后侧减压并采用内固定融合

否

确定损伤类型

压缩性骨折

在支具辅助或无支具的情况下拍摄直立位X线片以评估力线

稳定力线

保守治疗：考虑TLSO或Jewett支具，必要时为了缓解疼痛可行椎体成形术

严重的后凸成角畸形或有神经状态改变

后路和（或）前路内固定融合

后侧结构损伤或前侧张力性损伤（Chance骨折或爆裂性骨折）

考虑经皮内固定。如韧带损伤，考虑内固定融合

贯穿性损伤或脱位

切开复位内固定融合术

*Jeremie Larouche, MD / R. Trigg McClellan, MD*

## 术语缩略词

| | | |
|---|---|---|
| MRI | magnetic resonance imaging | 磁共振成像 |
| TLSO | thoracolumbosacral orthosis | 胸腰骶支具 |

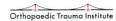

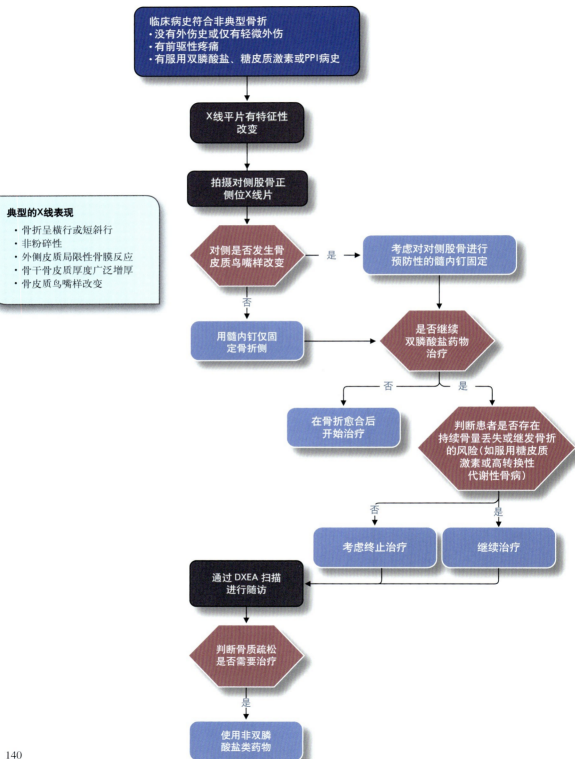

典型的X线表现
- 骨折呈横行或短斜行
- 非粉碎性
- 外侧皮质局限性骨膜反应
- 骨干骨皮质厚度广泛增厚
- 骨皮质鸟嘴样改变

临床病史符合非典型骨折
- 没有外伤史或仅有轻微外伤
- 有前驱性疼痛
- 有服用双膦酸盐、糖皮质激素或PPI病史

X线平片有特征性改变

拍摄对侧股骨正侧位X线片

对侧是否发生骨皮质鸟嘴样改变

是 → 考虑对对侧股骨进行预防性的髓内钉固定

否 → 用髓内钉仅固定骨折侧

是否继续双膦酸盐药物治疗

否 → 在骨折愈合后开始治疗

是 → 判断患者是否存在持续骨量丢失或继发骨折的风险（如服用糖皮质激素或高转换性代谢性骨病）

否 → 考虑终止治疗

是 → 继续治疗

通过 DXEA 扫描进行随访

判断骨质疏松是否需要治疗

是 → 使用非双膦酸盐类药物

*Eric Meinberg, MD*

## 术语缩略词

| | | |
|---|---|---|
| PPI | proton-pump inhibitor | 质子泵抑制剂 |
| DEXA | dual X-ray absorptiometry | 双能量 X 线吸收仪 |

## 参考文献

Shane E, Burr D, Abrahamsen B, et al. Atypical subtrochanteric and diaphyseal femoral fractures: second report of a task force of the American Society for Bone and Mineral Research. J Bone Miner Res 2014; 29(1): 1–23.

Orthopaedic Trauma Institute
UCSF + SAN FRANCISCO GENERAL HOSPITAL

**怀疑病理性骨折**
- 骨折线不规则
- 骨折部位周围呈溶骨性破坏/钙化
- 已知的有转移潜能的肿瘤

**侵袭性肿瘤影像学特征**
- 边界不清楚
- 骨皮质破坏
- Codman三角或骨膜反应
- 周围软组织被侵袭

**活检的时机**
- CT C/A/P发现病灶而无法确定肿瘤来源
- 单个病灶或单个骨转移性病灶
- 确定怀疑的原发灶
- 对有癌症病史的患者首次发现骨转移

**骨折固定的原则**
- 假设骨折不会愈合
- 最大限度地保证早期活动
- 考虑血栓栓塞（例如肾细胞癌）
- 考虑增加PMMA来替代病理性破坏的骨组织
- 考虑对转子周围骨折采用关节置换治疗，特别是侵袭类型的肿瘤（如肾细胞癌）

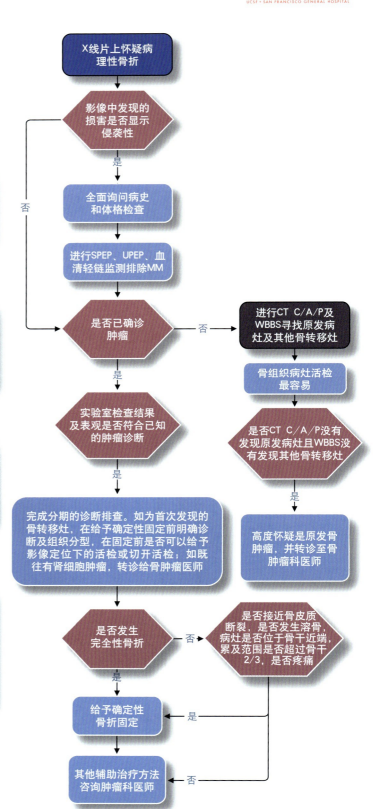

X线片上怀疑病理性骨折

影像中发现的损害是否显示侵袭性

全面询问病史和体格检查

进行SPEP、UPEP、血清轻链监测排除MM

是否已确诊肿瘤

进行CT C/A/P及WBBS寻找原发病灶及其他骨转移灶

骨组织病灶活检最容易

实验室检查结果及表观是否符合已知的肿瘤诊断

是否CT C/A/P没有发现原发病灶且WBBS没有发现其他骨转移灶

完成分期的诊断排查。如为首次发现的骨转移灶，在给予确定性固定前明确诊断及组织分型，在固定前是否可以给予影像定位下的活检或切开活检；如既往有肾细胞肿瘤，转诊给骨肿瘤医师

高度怀疑是原发骨肿瘤，并转诊至骨肿瘤科医师

是否发生完全性骨折

是否接近骨皮质断裂，是否发生溶骨，病灶是否位于骨干近端，累及范围是否超过骨干2/3，是否疼痛

给予确定性骨折固定

其他辅助治疗方法咨询肿瘤科医师

*Rosanna Wustrack, MD*

## 术语缩略词

| | | |
|---|---|---|
| SPEP | serum protein electrophoresis | 血清蛋白电泳 |
| UPEP | urine protein electrophoresis | 尿液蛋白电泳 |
| MM | multiple myeloma | 多发骨髓瘤 |
| CT C/A/P | CT of chest, abdomen and pelvis | 胸部、腹部、盆部 CT 扫描 |
| WBBS | whole body bone scan | 全身骨扫描 |
| PMMA | polymethyl methacrylate | 聚丙烯酸甲酯 |

## 参考文献

Rougraff BT, Kneisl JS, Simon MA. Skeletal metastases of unknown origin. A prospective study of a diagnostic strategy. J Bone Joint Surg Am. 1993 Sep; 75(9): 1276–1281.

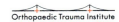

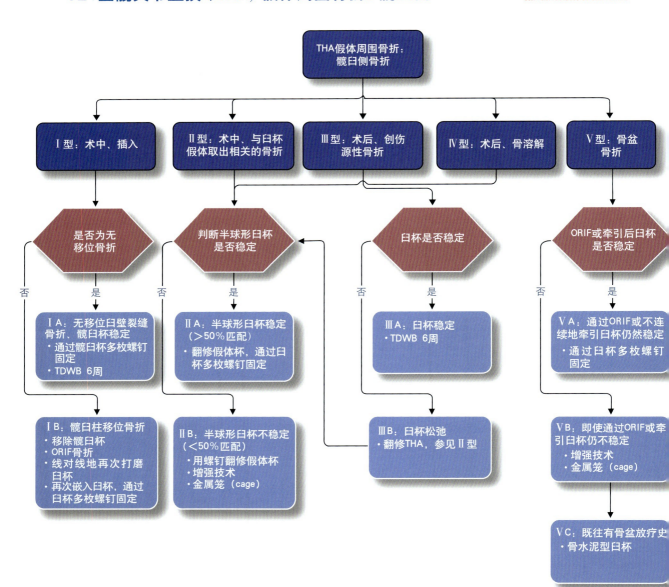

*Paul Toogood, MD*

## 术语缩略词

| THA | total hip arthroplasty | 全髋关节置换 |
| TDWB | touch down weight bearing | 着地负重 |
| ORIF | open reduction internal fixation | 切开复位内固定 |

## 参考文献

Della Valle CJ, Momberger NG, Paprosky WG. Periprosthetic fractures of the acetabulum associated with a total hip arthroplasty. Instr Course Lect 2003; 52: 281–290.

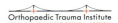
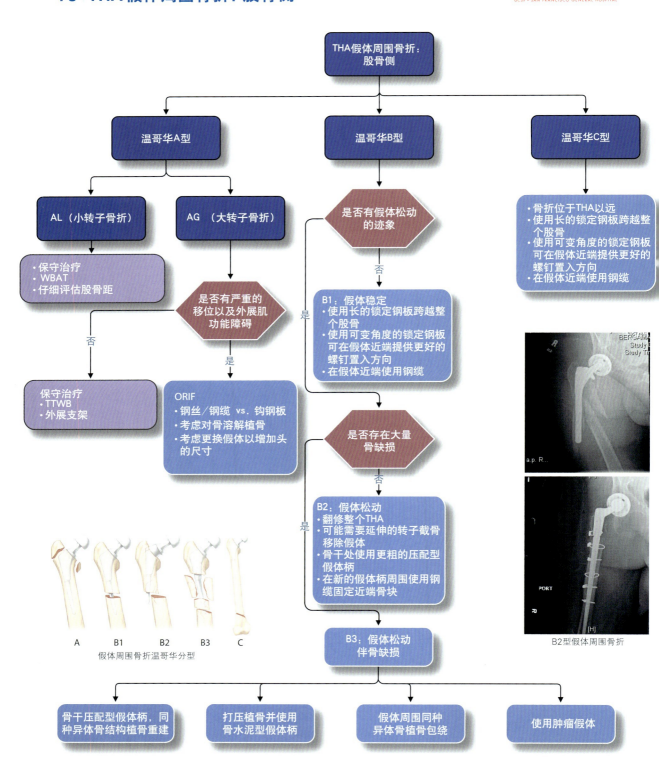

THA假体周围骨折：
股骨侧

温哥华A型

温哥华B型

温哥华C型

AL（小转子骨折）

AG （大转子骨折）

是否有假体松动
的迹象

• 骨折位于THA以远
• 使用长的锁定钢板跨越整
  个股骨
• 使用可变角度的锁定钢板
  可在假体近端提供更好的
  螺钉置入方向
• 在假体近端使用钢缆

• 保守治疗
• WBAT
• 仔细评估股骨距

是否有严重的
移位以及外展肌
功能障碍

否

B1：假体稳定
• 使用长的锁定钢板跨越整
  个股骨
• 使用可变角度的锁定钢板
  可在假体近端提供更好的
  螺钉置入方向
• 在假体近端使用钢缆

否

是

保守治疗
• TTWB
• 外展支架

是

ORIF
• 钢丝／钢缆 vs．钩钢板
• 考虑对骨溶解植骨
• 考虑更换假体以增加头
  的尺寸

是否存在大量
骨缺损

否

B2：假体松动
• 翻修整个THA
• 可能需要延伸的转子截骨
  移除假体
• 骨干处使用更粗的压配型
  假体柄
• 在新的假体柄周围使用钢
  缆固定近端骨块

是

A    B1    B2    B3    C
假体周围骨折温哥华分型

B3：假体松动
伴骨缺损

B2型假体周围骨折

骨干压配型假体柄，同
种异体骨结构植骨重建

打压植骨并使用
骨水泥型假体柄

假体周围同种
异体骨植骨包绕

使用肿瘤假体

*Paul Toogood, MD*

## 术语缩略词

| | | | |
|---|---|---|---|
| THA | total hip arthroplasty | 全髋关节置换 |
| WBAT | weight bearing as tolerated | 可以忍受负重 |
| ORIF | open reduction internal fixation | 切开复位内固定 |
| TTWB | toe touch weight bearing | 趾触负重 |

## 参考文献

[1] Brady OH, Garbuz DS, Masri BA, Duncan CP. Classification of the hip. Orthop Clin North Am 1999; 30(2): 215–220.

[2] Brady OH, Garbuz DS, Masri BA, Duncan CP. The reliability and validity of the Vancouver classification of femoral fractures after hip replacement. J Arthroplasty 2000; 15(1): 59–62.

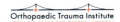

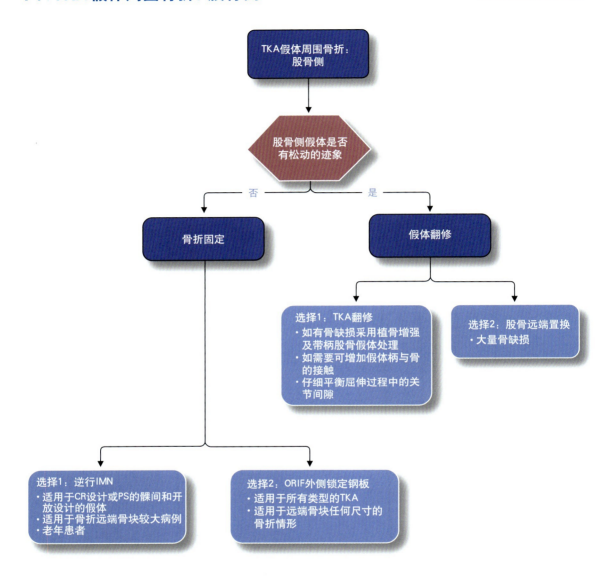

*Paul Toogood, MD*

## 术语缩略词

| | | | |
|---|---|---|---|
| TKA | total knee arthroplasty | 全膝关节置换 |
| IMN | intramedullary nail | 髓内钉 |
| CR | cruciate rataining | 保留交叉韧带 |
| PS | posterior stabilized | 后方稳定 |
| ORIF | open reduction internal fixation | 切开复位内固定 |

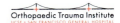
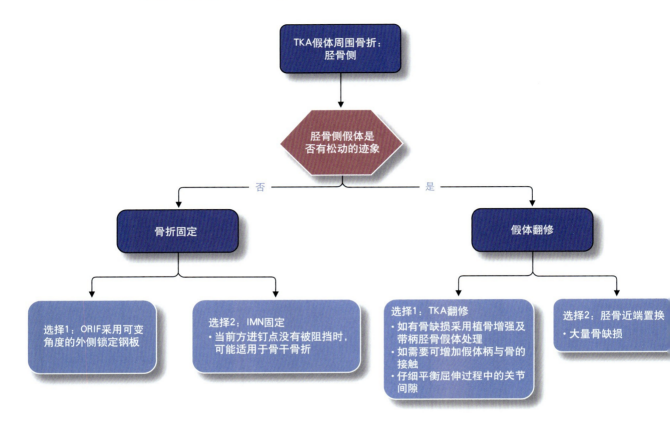

*Paul Toogood, MD*

## 术语缩略词

| | | |
|---|---|---|
| TKA | total knee arthroplasty | 全膝关节置换 |
| ORIF | open reduction internal fixation | 切开复位内固定 |
| IMN | intramedullary nail | 髓内钉 |

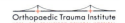
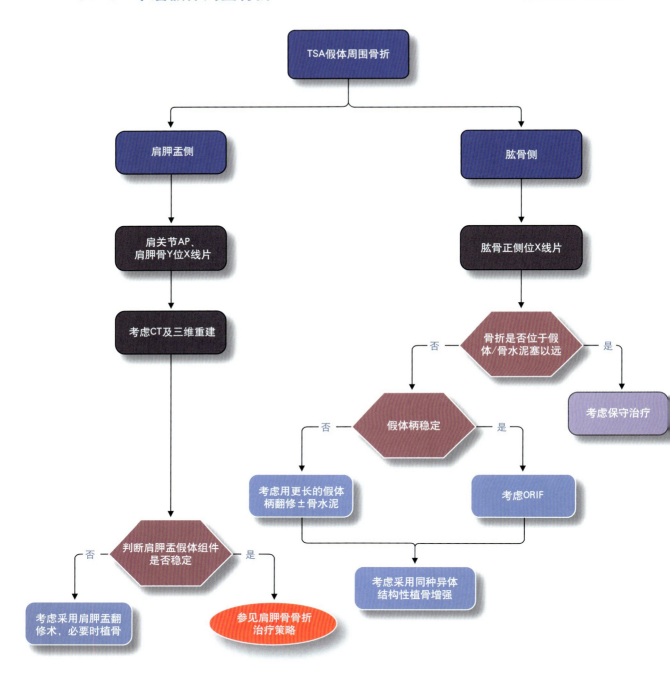

*Meir T. Marmor, MD*

## 术语缩略词

| TSA | total shoulder arthroplasty | 全肩关节置换 |
| AP | anterior posterior | 前后位 |
| ORIF | open reduction internal fixation | 切开复位内固定 |

## 参考文献

[1] Kumar S, Sperling JW, Haidukewych GH, Cofield RH. Periprosthetic humeral fractures after shoulder arthroplasty. J Bone Joint Surg Am 2004; 86−A(4): 680–689.

[2] Hoffelner T, Moroder P, Auffarth A, Tauber M, Resch H. Outcomes after shoulder arthroplasty revision with glenoid reconstruction and bone grafting. Int Orthop 2014; 38(4): 775–782.

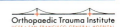
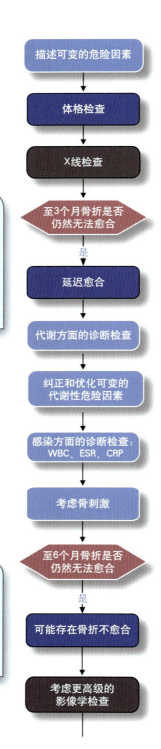

**对骨折不愈合患者的体格检查**

· 检查整体的畸形情况、力线、肢体长度和稳定性
· 检查皮肤情况，包括以前的切口、开放伤口的部位、愈合情况，以及淋巴水肿、静脉改变等
· 进行完整的血管和神经情况检查
· 评估相邻关节的活动度
· 评估疼痛或触痛的区域

**引起骨折不愈合的可变风险因素**

· 酗酒
· 吸烟
· NSAID/激素
· 感染
· 糖尿病
· 睾酮水平降低
· 甲状腺激素水平降低
· 营养不良
· 缺乏软组织覆盖
· 周围血管性疾病

**代谢性和内分泌诊断检查项目**

· ACTH
· 皮质醇
· DHEA-S
· GH
· IGF-1
· iPTH
· FSH
· LH
· 总雌激素
· E2
· 睾酮
· 游离睾酮
· 泌乳素
· 甲状腺功能测试
· 血清蛋白电泳和免疫固定电泳
· 钙
· 镁
· 磷（磷酸盐，PO₄）
· 碱性磷酸盐
· 25-羟基维生素D[25-(OH)D]、1,25-二羟维生素D[1,25-(OH)₂D]
· 尿24小时皮质醇、钙、I型胶原交联N-端肽
· CBC

**骨折不愈合的影像学检查**

· 肢体正常位置的正侧位X线片
· 必要时考虑对侧肢体摄片
· CT扫描及冠状面、矢状面CT重建
· 放射性核素骨显像
· MRI

*Theodore Miclau, MD*

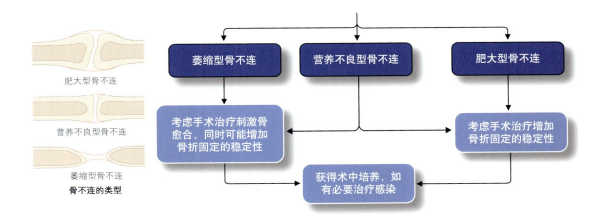

肥大型骨不连

营养不良型骨不连

萎缩型骨不连

**骨不连的类型**

## 术语缩略词

| WBC | white blood cell | 白细胞计数 |
|---|---|---|
| ESR | erythrocyte sedimentation rate | 红细胞沉降率 |
| CRP | C-reactive protein | C 反应蛋白 |
| NSAID | nonsteroidal anti-inflammatory drug | 非甾体抗炎药 |
| ACTH | adrenocorticotropic hormone | 促肾上腺皮质激素 |
| DHEA-S | dehydroepiandrosterone sulfate | 硫酸脱氢表雄酮 |
| GH | growth hormone | 生长激素 |
| IGF | insulin-like growth factor | 胰岛素样生长因子 |
| iPTH | intact parathyroid hormone | 全段甲状旁腺激素 |
| FSH | follicle stimulating hormone | 卵泡刺激素 |
| LH | luteinizing hormone | 黄体雌激素 |
| E2 | estradiol | 雌二醇 |
| CBC | complete blood count | 全血细胞计数 |

## 参考文献

[1] Brinker MR, O'Connor DP, Monla YT, Earthman TP. Metabolic and endocrine abnormalities in patients with nonunions. J Orthop Trauma 2007; 21(8): 557–570.

[2] Schenker ML, Wigner NA, Lopas L, Hankenson KD, Ahn J. Fracture repair and bone grafting. Orthopaedic Knowledge Update 2014; 11: 1–1.

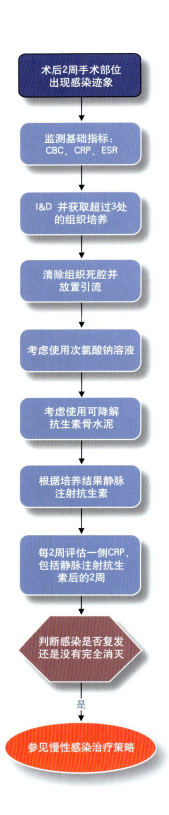

术后2周手术部位
出现感染迹象

监测基础指标：
CBC、CRP、ESR

I&D 并获取超过3处
的组织培养

清除组织死腔并
放置引流

考虑使用次氯酸钠溶液

考虑使用可降解
抗生素骨水泥

根据培养结果静脉
注射抗生素

每2周评估一侧CRP，
包括静脉注射抗生
素后的2周

判断感染是否复发
还是没有完全消灭

是

参见慢性感染治疗策略

*Harry Jergesen, MD*

## 术语缩略词

| CBC | complete blood count | 全血细胞计数 |
| CRP | C-reactive protein | C 反应蛋白 |
| ESR | erythrocyte sedimentation rate | 红细胞沉降率 |
| I&D | irrigation & debridement | 灌洗清创术 |

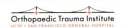
**患者的并发症可能影响到治疗的结果**
- 局部因素
  - 慢性水肿
  - 静脉淤血
  - 大血管疾病
  - 动脉炎
  - 广泛的瘢痕
  - 放射性纤维病
  - 肥胖
  - 异物
- 系统因素
  - 营养不良
  - 免疫缺陷
  - 低氧血症
  - 恶性肿瘤
  - 糖尿病
  - 高龄
  - 器官衰竭
  - 出血倾向
  - 滥用尼古丁
  - 滥用静脉药物
  - 服用骨折愈合抑制剂
    （如苯妥英钠或喹诺酮类药物）
  - 皮肤病

**Cierny／Mader宿主状态分类**
- A类：健康
- B类：存在合并症会影响到对感染的反应
- C类：治疗的风险／患病率要大于获益

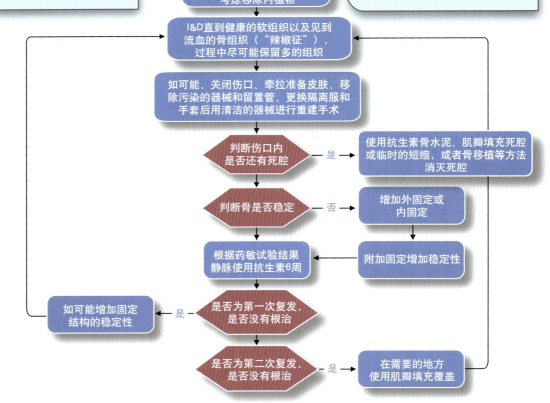

骨折固定术后
1年甚至更久
出现感染迹象

↓

了解患者基本情况
（CRP、ESR）以评估合
并症对治疗结果的影响

↓

根据Cierny／Mader宿主
分类划分患者状态

↓

患者是不是
C类状态 —是→ 避免复杂的重建手术；根据细菌培养结果静脉使用抗生素6周；如复发可考虑长期抑制性抗生素；如治疗不成功可考虑小的手术干预或截肢

↓

患者是不是
B类状态 —是→ 尽可能对发现的合并症进行纠正或优化

↓

考虑行CT检查评估
骨受累情况，MRI检
查评估软组织受累情况

↓

至少取3次样本，并进行
细菌培养和病理检查。
考虑移除内植物

↓

I&D直到健康的软组织以及见到
流血的骨组织（"辣椒征"），
过程中尽可能保留多的组织

↓

如可能，关闭伤口、牵拉准备皮肤、移
除污染的器械和留置管、更换隔离服和
手套后用清洁的器械进行重建手术

↓

判断伤口内
是否还有死腔 —是→ 使用抗生素骨水泥、肌瓣填充死腔或临时的短缩，或者骨移植等方法消灭死腔

↓

判断骨是否稳定 —否→ 增加外固定或内固定 → 附加固定增加稳定性

↓

根据药敏试验结果
静脉使用抗生素6周

↓

如可能增加固定 ←是— 是否为第一次复发，
结构的稳定性 是否没有根治

↓

是否为第二次复发，
是否没有根治 —是→ 在需要的地方
使用肌瓣填充覆盖

**慢性感染的征象**
- 在急性期感染后复发感染
- 形成窦道
- 疼痛
- 发热
- 皮肤红斑、触痛、水肿

**营养缺乏的评估**
- 血清白蛋白
- 转铁蛋白
- WBC

**Cierny／Mader 疾病分类**
- Ⅰ型：髓内型骨髓炎
- Ⅱ型：表面型骨髓炎（部分皮质受累）
- Ⅲ型：局限型骨髓炎（皮质全层，出现在内植物周围）
- Ⅳ型：弥漫型骨髓炎（需要清创术后固定）

*Harry Jergesen, MD*

## 术语缩略词

| | | |
|---|---|---|
| CRP | C-reactive protein | C 反应蛋白 |
| ESR | erythrocyte sedimentation rate | 红细胞沉降率 |
| WBC | white blood cell | 白细胞计数 |
| I&D | irrigation & debridement | 灌洗清创术 |

## 参考文献

[1] Cierny G Ⅲ. Surgical treatment of osteomyelitis. Plast Reconstr Surg 2011; 127 (Suppl 1): 190S–204S.

[2] Cierny G Ⅲ, Mader JT, Penninck JJ. A clinical staging system for adult osteomyelitis. Clin Orthop Relat Res 2003; (414): 7–24.

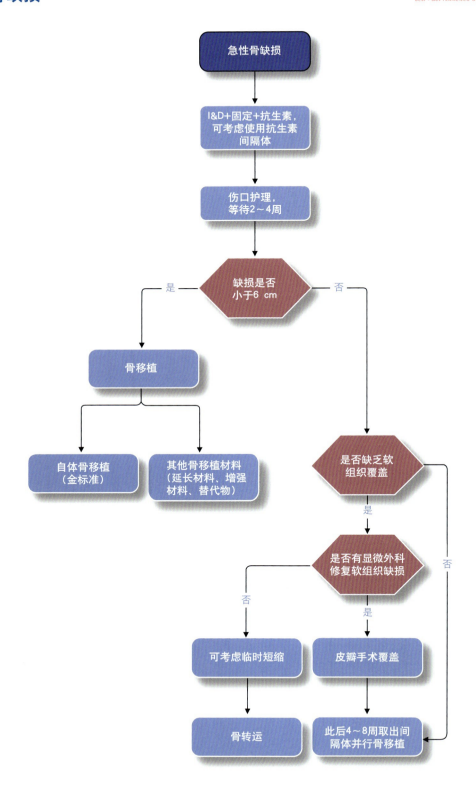

*Theodore Miclau, MD*

## 术语缩略词

| I&D | irrigation & debridement | 灌洗清创术 |
| --- | --- | --- |

## 参考文献

[1]  Mauffrey C, Hake ME, Chadayammuri V, Masquelet AC. Reconstruction of Long Bone Infections Using the Induced Membrane Technique: Tips and Tricks. J Orthop Trauma 2016; 30(6): e188–e193.

[2]  Sen C, Kocaoglu M, Eralp L, Gulsen M, Cinar M. Bifocal compression-distraction in the acute treatment of grade III open tibia fractures with bone and soft-tissue loss: a report of 24 cases. J Orthop Trauma 2004; 18(3): 150–157.

[3]  Sen MK, Miclau T. Autologous iliac crest bone graft: should it still be the gold standard for treating nonunions? Injury 2007; 38(Suppl 1): S75–S80 Review.

| 章节 | 肢体急症 | 作者 | X线摄片 | 高级影像学检查 |
|---|---|---|---|---|
| **上肢创伤** | | | | |
| 15 | 创伤性肩关节前方不稳定 | Lee | 肩关节前后位、腋窝位，肩胛骨的Y位 | CT和MR关节造影 |
| 16 | 肩锁关节脱位 | Marmor | 双侧肩关节前后位、腋窝位和Zanca位 | |
| 17 | 胸锁关节脱位（SCD） | Kandemir | Serendipity位（头倾40°） | 上胸部CTA或MRA |
| 18 | 锁骨骨折 | Toogood | 肩关节前后位，肩胛骨Y位和侧位，锁骨前后位和头倾位 | CT扫描（对内1/3的骨折） |
| 19 | 肩胛胸壁分离（STD） | Kandemir | 胸片 | CTA/MRA |
| 20 | 肩胛骨骨折 | Kandemir | 特殊体位肩关节摄片以更好地观察肩胛骨（例如：Grashey位、肩胛骨Y位、腋窝位），使用大的胶片以包含整个肩胛骨 | 若在平片上有明显的移位，则需行CT扫描及三维重建以更精确的测量 |
| 21 | 肱骨近端骨折 | Kandemir | Grashey位，肩胛骨Y位和腋窝位 | CT扫描及三维重建 |
| 22 | 肱骨干骨折 | Toogood | 肱骨、肘关节和肩关节正侧位 | |
| 23 | 肱骨远端骨折 | Toogood | 肘关节正侧位 | 考虑薄层CT扫描＋二维和三维重建 |
| 24 | 肘关节脱位/恐怖三联征 | Kandemir | 肘关节正侧位和桡骨头位 | CT扫描及三维重建 |
| 25 | 桡骨头骨折 | Lee | 肘关节正侧位和肱桡关节位 | CT扫描 |
| 26 | 肱骨小头骨折 | Kandemir | 肘关节正侧位和桡骨头位 | CT扫描及三维重建 |
| 27 | 尺骨鹰嘴骨折 | Lee | 肘关节正侧位 | CT扫描 |
| 28 | 前臂骨折 | Lee | 前臂正侧位，对侧前臂和腕关节平片用于对照测量：桡骨弓和尺骨变异 | |
| 29 | 桡骨远端骨折 | Lee | 腕关节正侧位、斜位 | CT扫描 |
| 30 | 舟状骨骨折 | Schroeder | 腕关节正侧位、斜位和舟状骨位（尺偏） | |
| 31 | 月骨周围脱位 | Lee | 腕关节正侧位 | CT扫描 |
| 32 | 伸肌腱撕裂 | Schronder | 手前后位 | |
| 33 | 屈肌腱损伤 | Schronder | 手前后位 | |
| 34 | 断指再植 | Schronder | 手及断指的正侧位、斜位 | |
| 35 | 指骨骨折 | Schronder | 手指正侧位、斜位 | |
| 36 | 掌骨骨折 | Schronder | 手正侧位、斜位 | |
| 37 | 掌指关节（MCP）脱位 | Schroeder | 手正侧位、斜位 | |
| 38 | 指间关节脱位 | Schroeder | 所有手指指间关节正侧位 | |
| **下肢创伤** | | | | |
| 39 | 股骨干骨折 | McClellan | 股骨正侧位 | CT扫描以排除股骨颈骨折 |
| 40 | 股骨远端骨折 | Toogood | 膝关节正侧位和股骨侧位 | CT扫描 |
| 41 | 创伤性膝关节脱位 | Kandemir | 膝关节正侧位 | CT造影，MRI，若怀疑血管损伤可行MR造影 |

| 章节 | 肢体急症 | 作者 | X线摄片 | 高级影像学检查 |
|---|---|---|---|---|
| 42 | 髌骨骨折 | Marmor | 膝关节正侧位和髌骨轴位 | |
| 43 | 胫骨平台骨折 | Morshed | 膝关节正侧位 | 薄层CT扫描+二维和三维重建 |
| 44 | 胫骨干骨折 | McClellan | 胫骨正侧位、同侧膝关节和踝关节正侧位 | CT扫描以排除骨折是否涉及关节 |
| 45 | 胫骨下关节面（Pilon）骨折 | McClellan | 踝关节正侧位、踝穴位、同侧膝关节正侧位、同侧足正侧位、斜位 | 踝关节CT扫描及冠状面和矢状面重建 |
| 46 | 踝关节骨折 | Marmor | 踝关节正侧位、踝穴位、踝关节负重应力位以评估三角韧带情况 | 对于后踝骨折及累及胫骨关节面的骨折考虑CT扫描 |
| 47 | 距骨骨折 | Shearer | 足正侧位,踝关节正侧位与踝穴位 | 薄层CT扫描+二维重建 |
| 48 | 跟骨骨折 | Coughlin | 足正侧位、Harris跟骨轴位 | 薄层CT扫描及跟骨标准二维重建 [垂直于后关节面的冠状面切（30°）]、垂直于冠状面的水平切以及常规的矢状面切 |
| 49 | Lisfranc骨折 | Shearer | 足正侧位、斜位,双侧足负重位 | 足薄层CT扫描+二维重建 |
| 50 | 足舟状骨骨折 | Shearer | 足正侧位、斜位 | 足薄层CT扫描+二维重建 |
| 51 | 跖骨骨折 | Shearer | 足正侧位、斜位 | |
| 52 | 趾骨骨折 | Shearer | 足正侧位、斜位 | |
| **骨盆和髋部创伤** | | | | |
| 53 | 骨盆环骨折 | Matityahu | 骨盆前后位、入口位和出口位 | CT薄层扫描+二维和三维重建 |
| 54 | 髋臼骨折 | Matityahu | 骨盆前后位和Judet位 | CT薄层扫描+二维和三维重建 |
| 55 | 髋关节脱位 | Matityahu | 骨盆前后位,患侧髋关节交叉侧位 | CT薄层扫描+二维重建 |
| 56 | 股骨头骨折 | Matityahu | 髋关节正侧位,骨盆前后位和Judet位 | CT薄层扫描+二维重建,MRI |
| 57 | 股骨转子间骨折 | Shearer | 骨盆正位和髋关节正侧位,股骨正侧位 | |
| 58 | 股骨颈骨折 | Meinberg | 骨盆前后位和髋关节正侧位,同侧股骨正侧位 | |
| 59 | 股骨转子下骨折 | Shearer | 骨盆前后位,髋关节正侧位和股骨正侧位 | |
| **脊柱骨折** | | | | |
| 60 | 脊髓损伤（SCI） | Larouche/McClellan | | CT,MRI |
| 61 | 成人钝挫伤后排除颈椎损伤 | Larouche/McClellan | | 颈椎CT扫描及冠状面与矢状面重建,MRI |
| 62 | 枕颈分离 | Larouche/McClellan | | CT和CTA,MRI–STIR序列 |
| 63 | 寰椎（C1）骨折和横韧带损伤 | Larouche/McClellan | | CT扫描 +/–,若怀疑有椎动脉损伤行CTA |

| 章节 | 肢体急症 | 作者 | X线摄片 | 高级影像学检查 |
|---|---|---|---|---|
| 64 | C2 齿状突（dens）骨折 | Larouche/McClellan | 12 周颈椎支具保护下行屈伸位摄片 | CT 扫描 |
| 65 | C2 创伤性滑脱 | Larouche/McClellan | | CT 扫描 +/−，若怀疑有椎动脉损伤行CTA，必要时行MRI评估C2/3椎间盘完整性 |
| 66 | C3~C7 关节脱位 | Larouche/McClellan | | 急诊行CT和CTA评估椎动脉和神经系统，急诊MRI评估椎间盘突出或椎管压迫 |
| 67 | C3~C7 侧突骨折 | Larouche/McClellan | | CT和CTA评估椎动脉损伤，MRI评估椎间盘完整性、前纵韧带和后纵韧带 |
| 68 | 老年椎体压缩性骨折（VCF） | Larouche/McClellan | 胸腰椎正侧位 | CT 扫描 |
| 69 | 胸腰椎骨折 | Larouche/McClellan | 胸腰椎正侧位 | CT 扫描 |

| 章节 | 肢体急症 | 作者 | 可能的非手术康复 | 可能的术后康复 |
|---|---|---|---|---|
| 上肢创伤 | | | | |
| 15 | 创伤性肩关节前方不稳定 | Lee | 悬吊1周，1周时开始主动活动度训练 | 不同手术方式各不相同 |
| 16 | 肩锁关节脱位 | Marmor | 与手术相同 | 为了患者舒适，建议悬吊上肢；最多负重2.26 kg（5 lb），并维持6周；尽早关节功能活动锻炼，在术后6周内尽量恢复关节完全活动范围；术后12周内恢复到正常活动 |
| 17 | 胸锁关节脱位（SCD） | Kandemir | 为了舒适，悬吊上肢；NWB6周；1～2周后开始钟摆运动；只要能忍受疼痛，开始关节活动范围锻炼；6周后开始逐渐负重 | 与非手术治疗相同 |
| 18 | 锁骨骨折 | Toogood | 上肢悬吊/NWB 6周；肘关节、腕关节、手指功能锻炼，4周后开始钟摆运动（任何活动都尽量在肩关节屈曲/外展90°范围内进行），之后开始主动活动4～6周；6周时开始WBAT以及全活动范围 | 即刻开始肩关节全范围活动；间歇期肩关节悬吊；术后6周WBAT |
| 20 | 肩胛骨骨折 | Kandemir | 前6周：上肢悬吊，全范围PROM或者AROM；6周后：逐渐增加负重和活动量 | 术后即刻AROM或者PROM、NWB活动6周；开始肌肉强化及抗阻训练，并逐渐增加负重；12周后：开始全程肌肉强化和耐力训练 |
| 21 | 肱骨近端骨折 | Kandemir | 肩关节外展支架辅助6周；10～14天开始钟摆运动；2周开始主动及被动辅助功能活动；6周开始被动功能活动；12周时开始抗阻锻炼 | 肩关节外展支架辅助6周；术后1天即开始钟摆运动；术后1天开始主动及主动辅助功能活动；6周开始被动功能活动；12周时开始抗阻锻炼 |
| 22 | 肱骨干骨折 | Toogood | 夹板固定；1周后开始Sarmiento肱骨干支具固定，带支具进行X线检查；每1～2周拍摄X线片确认肢体力线直至骨折愈合（在检查时尽量减少移动）；当检查时发现骨折已稳定而且患者疼痛减轻则可以不带支具；当X线检查发现4处皮质中有3处愈合则可以开始WBAT | 即刻开始全范围的关节活动；开始ADL（2.26 kg）；当以下情况时开始WBAT：已无疼痛；如果4处皮质中有3处已愈合表明骨折断端连续；如果采用加压钢板固定则需要12周 |
| 23 | 肱骨远端骨折 | Toogood | 同手术治疗 | 夹板固定3天以保证伤口愈合；夹板去除后到12周进行全范围的ROM和NWB；12周后开始全范围的ROM和WBAT（除了TEA，因为这一技术要求患者终身必须有负重限制，限制在2.26 kg） |
| 24 | 肘关节脱位/恐怖三联征 | Kandemir | 肘关节在全程活动范围内都稳定时：上肢悬吊1～2周，服用吲哚美辛预防异位骨化，6周内保持非负重状态，开始功能锻炼；肘关节仅在30°至完全屈曲位稳定时：1～2周内使用铰链式肘关节支具将肘关节固定在30°至完全屈曲的状态，3～4周开始逐渐增加伸直的角度，保证非负重3周，在3个月时开始强化训练，服用吲哚美辛预防异位骨化 | 依据手术方式决定 |

| 章节 | 肢体急症 | 作者 | 可能的非手术康复 | 可能的术后康复 |
|---|---|---|---|---|
| 25 | 桡骨头骨折 | Lee | 与手术相似 | 上肢悬吊；NWB维持6周；主动和被动ROM活动 |
| 26 | 肱骨小头骨折 | Kandemir | 非负重；逐渐增加肘关节活动范围；铰链式肘关节支具保护；第一天开始ROM锻炼 | 非负重6周；全范围ROM；术后第一天开始ROM锻炼 |
| 27 | 尺骨鹰嘴骨折 | Lee | 制动2周；4周内ROM 0°～90°；全范围ROM 4～6周 | 夹板固定2周；2周后移除夹板并开始肘关节AROM及前臂的旋转活动；0～6周内NWB；6周时WBAT及开始PROM |
| 28 | 前臂骨折 | Lee | 前臂蛤壳型支具固定6周 | NWB 6周；全范围ROM |
| 29 | 桡骨远端骨折 | Lee | 第一周：双夹板固定并进行X线检查，在夹板外面包裹高分子石膏；第二周：夹板固定并进行X线检查，评估复位结果；第三周：夹板固定并行X线检查，评估复位结果，若复位可以接受，换成SAC固定3周；第六周：经X线检查确认后拆除支具，WBAT，使用可拆卸的腕关节支具并2周后移除 | 1周拆除术后保护夹板及缝线；过度到可拆卸的腕关节支具并腕关节及前臂开始AROM；6周内NWB；在第六周移除支具并开始WBAT |
| 30 | 舟状骨骨折 | Schroeder | 远极：拇指"人"字形石膏固定4～6周；腰部：拇指"人"字形石膏固定8～12周 | NWB 6～8周 按照各个医生指导 |
| 31 | 月骨周围脱位 | Lee | | 按照各个医生指导 |
| 32 | 伸肌腱撕裂 | Schroeder | 若肌腱损伤宽度小于60%，ROM是允许的 | 取决于损伤的区域；按照各个医生指导 |
| 33 | 屈肌腱损伤 | Schroeder | | 手背侧放置支具，手腕屈曲10～20°，掌指关节屈曲70°，指间关节休息位；ROM按照各个医生的指导 |
| 34 | 断指再植 | Schroeder | | 按照各个医生的指导 |
| 35 | 指骨骨折 | Schroeder | 对于稳定的骨折，胶布固定并早期ROM | 按照各个医生的指导 |
| 36 | 掌骨骨折 | Schroeder | 早期ROM训练 | 稳定内固定后早期活动；CRPP后石膏固定4周，即刻活动指间关节 |
| 37 | 掌指关节（MCP）脱位 | Schroeder | 手背侧放置支具，手腕屈曲20°，掌指关节完全屈曲，露出指间关节，即刻活动指间关节 | 按各个医生的指导 |
| 38 | 指骨脱位 | Schroeder | DIP脱位：复位后试着轻轻地活动关节；PIP背侧脱位：邻指用胶布固定，开始早期ROM；PIP掌侧脱位：PIP关节完全伸直固定6周 | 按照各个医生的指导 |

下肢创伤

| | | | | |
|---|---|---|---|---|
| 39 | 股骨干骨折 | McClellan | | 稳定的骨折类型采用WBAT（Winquist 0～1型）；不稳定的骨折类型采用TDWB（Winquist 2～4型），在第六周逐渐开始WBAT可耐受的负重训练；第二周开始膝关节ROM与股四头肌力量训练 |

| 章节 | 肢体急症 | 作者 | 可能的非手术康复 | 可能的术后康复 |
|---|---|---|---|---|
| 40 | 股骨远端骨折 | Toogood | 同手术治疗 | 12周后不负重开始FROM，再12周后WBAT |
| 41 | 创伤性膝关节脱位 | Kandemir | 铰链式可屈性膝关节支具将膝关节伸直位固定1周，然后支具保护下进行活动度锻炼支具保护6～12周 | 预期处理：外固定术后4～6周移除外固定；膝关节铰链式可屈性支具保护下进行活动度锻炼，术后3个月进行再次评估；对于早期修复的按照医师的指导 |
| 42 | 髌骨骨折 | Marmor | 伸直位石膏或支具保护下FWB；尽快行股四头肌等长收缩锻炼；伤后6周开始抗阻训练（6周内避免主动伸膝；2～6周开始逐渐定量增加ROM，例如每周增加15°） | 膝关节铰链式可屈性支具保护固定8周；膝关节支具保护伸直位下FWB 8周；对于稳定的固定前4周行主动或被动的0°～30°ROM，之后每周增加15°活动度；对于纤细的固定伸直位支具或石膏固定6周 |
| 43 | 胫骨平台骨折 | Morshed | 非手术治疗早期：禁止负重6周；膝关节铰链式可屈性支具固定6周后早期关节活动：膝关节铰链式可屈性支具保护下活动，逐渐负重并行走 | 不负重6周；循序渐进地部分负重6周；完全主动和被动的ROM；如果核定交叉韧带或侧副韧带损伤，使用膝关节铰链式可屈性支具固定 |
| 44 | 胫骨干骨折 | McClellan | 长腿石膏托固定4周；改为功能位石膏托（Samiento）直到骨折愈合；4周后WBAT并每2周行X线检查 | 足跖屈位（踝关节90°）夹板或石膏后托固定2周；2周后行膝关节和踝关节ROM训练；稳定性骨折2周后开始WBAT；不稳定性骨折6周内NWB |
| 45 | 胫骨下关节面（Pilon）骨折 | McClellan | | 夹板固定2～3周；禁止负重12周；在2～3周时行被动和主动的ROM训练 |
| 46 | 踝关节骨折 | Marmor | WBAT下活动靴保护6周；对稳定的损伤需6～12周；对不稳定的损伤短腿石膏固定并禁止负重 | 夹板固定2周；WBAT下活动靴保护4周再行ROM训练；下胫腓联合损伤时NWB 6～12周并全范围ROM；当合并糖尿病/严重骨质疏松时：NWB 12周，石膏固定6周，全范围的主动和被动ROM 6～12周 |
| 47 | 距骨骨折 | Shearer | 短腿石膏固定6周，然后逐步增加负重每周25% | 垫好棉垫的夹板固定2周；术后2周开始踝关节与足的ROM训练；对于距骨颈和体部的骨折：NWB 12周，对突起部的骨折：NWB 6周；之后逐步负重（每周增加25%） |
| 48 | 跟骨骨折 | Coughlin | 同手术治疗 | 禁止负重NWB 6～12周；早期ROM训练（2周后） |
| 49 | Lisfranc骨折 | Shearer | 稳定的韧带性损伤：踝关节有限活动靴保护下WBAT 6周<br>无移位的骨性Lisfranc损伤：石膏固定，NWB 6周 | 夹板固定2周，然后使用踝关节有限活动靴保护下开始踝关节与距下关节活动度训练；第六周开始逐渐负重（每周增加25%）；术后6～8周取出克氏针；术后3～6个月取出螺钉；术后9～12个月重归运动 |
| 50 | 足舟状骨骨折 | Shearer | 石膏固定6周，禁止负重 | ORIF：夹板固定2周，然后CAM靴保护下行踝关节与距下关节活动度训练；禁止负重8周，然后逐步负重（每周增加25%）<br>外固定：6周时移除，禁止负重3个月<br>桥接钢板：3～4个月移除，禁止负重3个月 |

| 章节 | 肢体急症 | 作者 | 可能的非手术康复 | 可能的术后康复 |
|---|---|---|---|---|
| 51 | 跖骨骨折 | Shearer | 第1跖骨：NWB石膏固定6周<br>第2～4跖骨：硬底靴固定6周WBAT<br>第5跖骨：<br>Ⅰ区：硬底靴固定6周WBAT<br>Ⅱ/Ⅲ区：NWB石膏固定6周 | 按照各个医生的指导；第5跖骨Ⅱ/Ⅲ区骨折经髓内固定后可以早期负重 |
| 52 | 趾骨骨折 | Shearer | 硬底靴保护下脚后跟负重 | 硬底靴保护下脚后跟负重 |
| **骨盆和髋关节骨折** | | | | |
| 53 | 骨盆环骨折 | Matityahu | 对稳定的损伤可行WBAT | TDWB 6～12周；早期ROM训练 |
| 54 | 髋臼骨折 | Matityahu | 对稳定的损伤可行WBAT | TDWB 6～12周；早期ROM训练 |
| 55 | 髋关节脱位 | Matityahu | 对稳定的损伤可行WBAT | TDWB 6～12周；早期ROM训练 |
| 56 | 股骨头骨折 | Matityahu | 对Pipkin Ⅰ型，限制外展活动TDWB 6周 | 对Pipkin Ⅱ～Ⅳ型损伤：TDWB 3个月；髋部外展肌力训练；3个月后，WBAT和步态训练 |
| 57 | 股骨转子间骨折 | Shearer | | 老年患者：WBAT<br>年轻患者：取决于骨折形态和固定方式 |
| 58 | 股骨颈骨折 | Meinberg | 对稳定的（外展嵌插）损伤：WBAT；否则TDWB | 关节置换：WBAT<br>ORIF：TDWB，早期ROM训练 |
| 59 | 股骨转子下骨折 | Shearer | | 老年患者：WBAT<br>年轻患者：取决于骨折形态和固定方式 |

注：以上总结了本书中提到的所有非手术和手术后的康复训练建议。因为损伤情况在不同患者身上千变万化，所有建议请根据实际情况有区别地使用。同时，建议读者在处理特定患者时需咨询相应的骨科医师或参考相关的手术指南等以获得更多帮助。

## 附录 C　矫正器械或支具

| 章节 | 肢体急症 | 作者 | 推荐矫形器或支具 | 评　论 |
|---|---|---|---|---|
| **上肢创伤** | | | | |
| 15 | 创伤性肩关节前方不稳定 | Lee | 肩关节外展支具或飞机式支具 | |
| 16 | 肩锁关节脱位 | Mamor | 上肢悬吊带 | |
| 17 | 胸锁关节脱位（SCD） | Kandemir | 肩关节制动器或支具 | |
| 18 | 锁骨骨折 | Toogood | 上肢悬吊带 | |
| 19 | 肩胛胸壁分离（STD） | Kandemir | 肩关节制动器或支具 | |
| 20 | 肩胛骨骨折 | Kandemir | 肩关节制动器或上肢悬吊带 | |
| 21 | 肱骨近端骨折 | Kandemir | 肩关节制动器或支具 | |
| 22 | 肱骨干骨折 | Toogood | Sarmiento 支具 | 有时可能辅助上肢悬吊带 |
| 23 | 肱骨远端骨折 | Toogood | 无 | |
| 24 | 肘关节脱位/恐怖三联征 | Kandemir | 肘关节铰链式可屈性支具 | 如果在活动范围内稳定，则不需要支具 |
| 25 | 桡骨头骨折 | Lee | 肘关节铰链式可屈性支具 | 有时可能辅助上肢悬吊带 |
| 26 | 肱骨小头骨折 | Kandemir | 无 | |
| 27 | 尺骨鹰嘴骨折 | Lee | 肘关节铰链式可屈性支具 | 有时可能辅助上肢悬吊带；石膏后固定 |
| 28 | 前臂骨折 | Lee | 前臂蛤壳型支具 | 有时可能辅助上肢悬吊带 |
| 29 | 桡骨远端骨折 | Lee | 前臂–手腕骨折支具 | 石膏固定至骨折愈合后可采用腕关节支具 |
| 30 | 舟状骨骨折 | Schroeder | 拇指"人"字形支具 | |
| 31 | 月骨周围脱位 | Lee | | |
| 32 | 伸肌腱撕裂 | Schroeder | 腕掌侧和手部支具 | |
| 33 | 屈肌腱损伤 | Schroeder | 背侧阻断夹板 | |
| 34 | 断指再植 | Schroeder | 根据损伤情况定制夹板 | |
| 35 | 指骨骨折 | Schroeder | 手指夹板 | |
| 36 | 掌骨骨折 | Schroeder | 短臂或"拳击手"石膏 | |
| 37 | 掌指关节（MCP）脱位 | Schroeder | 背侧阻断夹板 | |
| 38 | 指骨脱位 | Schroeder | 手指夹板 | |
| **下肢创伤** | | | | |
| 39 | 股骨干骨折 | McClellan | 无 | |
| 40 | 股骨远端骨折 | Toogood | 无 | |
| 41 | 创伤性膝关节脱位 | Kandemir | 在急诊最初治疗时使用膝关节制动器或支具；术后使用膝关节铰链式可屈性支具 | |
| 42 | 髌骨骨折 | Marmor | 膝关节制动器或支具 | 当开始活动时立即使用膝关节可活动支具 |

| 章节 | 肢体急症 | 作者 | 推荐矫形器或支具 | 评论 |
|---|---|---|---|---|
| 43 | 胫骨平台骨折 | Morshed | 无 | |
| 44 | 胫骨干骨折 | McClellan | 胫骨骨折两侧夹板支具 | 包或不包括踝关节和足部 |
| 45 | 胫骨下关节面（pilon）骨折 | McClellan | CAM行走器 | 手术固定之后 |
| 46 | 踝关节骨折 | Marmor | CAM行走器 | 手术后前2周使用带棉垫的夹板固定 |
| 47 | 距骨骨折 | Shearer | CAM行走器 | 在准备开始ROM训练时使用；一般在伤后2～6周 |
| 48 | 跟骨骨折 | Coughlin | CAM行走器；当出现症状性畸形愈合时使用足踝部矫形器（AFO） | 术后可能在鞋子里放置硬质矫形器 |
| 49 | Lisfranc骨折 | Shearer | CAM行走器 | 在准备开始ROM训练时使用；一般在伤后2～6周 |
| 50 | 足舟状骨骨折 | Shearer | CAM行走器 | 在准备开始ROM训练时使用；一般在伤后2～6周 |
| 51 | 跖骨骨折 | Shearer | CAM行走器或术后靴 | 对第2～4跖骨以及第5跖骨 I 区进行WBAT |
| 52 | 趾骨骨折 | Shearer | 术后靴 | 如果脚后跟负重不稳定 |

**脊柱创伤**

| 章节 | 肢体急症 | 作者 | 推荐矫形器或支具 | 评论 |
|---|---|---|---|---|
| 60 | 脊髓损伤（SCI） | Larouche/McClellan | | |
| 61 | 成人钝挫伤后排除颈椎损伤 | Larouche/McClellan | | |
| 62 | 枕颈分离 | Larouche/McClellan | | |
| 63 | 寰椎（C1）骨折和横韧带损伤 | Larouche/McClellan | HALO支具 | |
| 64 | C2齿状突（dens）骨折 | Larouche/McClellan | HALO支具或者颈托 | 通常在手术固定之后使用 |
| 65 | C2创伤性滑脱 | Larouche/McClellan | HALO支具或者颈托 | |
| 66 | C3~C7关节脱位 | Larouche/McClellan | 颈托或者CTO支具 | 视损伤节段而定 |
| 67 | C3~C7侧突骨折 | Larouche/McClellan | 颈托或者CTO支具 | |
| 68 | 老年椎体压缩性骨折（VCF） | Larouche/McClellan | Jewett支具或者TLSO支具 | 视骨折部位而定 |
| 69 | 胸腰椎损伤 | Larouche/McClellan | 两侧TLSO支具 | |

## 附录D  预估重返工作所需的时间

下面这张图不是被用来预测某个特定患者重返工作所需要的时间。如果是为了这个目的，这张图是无效的。在患者重返工作前与其交流时，这张图可以被用作参考其重返工作所需时间的基础。这张图能够帮助患者理解可能影响重返工作所需时间的因素，并与医师一起制订重返工作的计划。

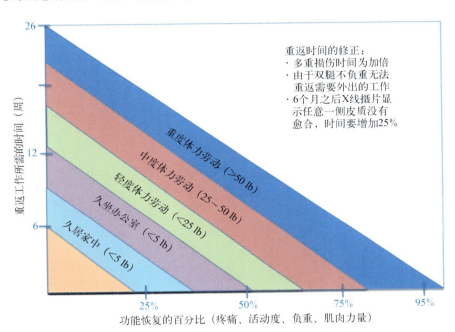

图  创伤患者预估重返工作所需时间的方法模型

这张图适用于处于术后任意时间点的所有创伤骨科患者。ROM：活动度；WB：负重；%功能恢复百分比＝（%疼痛恢复百分比+%活动度达到百分比+%负重能力百分比+%肌肉力量恢复百分比）/4；1 lb=0.45 kg

图表用法举例：

- 脚踝骨折的工程师，术后6周，还有3/10疼痛感（即疼痛恢复百分比为70%），与对侧相比达成了80%的活动度，能够用脚踝承载100%的体重，重获了50%的肌肉力量。其为久坐办公室类型，通过上述公式可以算出其功能恢复百分比为75%，预计当前可以重返工作。

- 胫骨骨折的摩托车修理工，工作强度大于50 lb，术后10周，还有7/10疼痛感（即疼痛恢复百分比为30%），与对侧相比达成了80%的活动度，能够用脚踝承载100%的体重，重获了50%的肌肉力量。其为重度体力劳动类型，通过上述公式可以算出其功能恢复百分比为65%，预计重返工作还需要6～12周。

- 桡骨远端骨折的高科技公司的体力劳动者，术后9周，还有5/10疼痛感（即疼痛恢复百分比为50%），与对侧相比只达成了10%的活动度，患侧脚踝只能够承载5%的体重，健侧能负载体重，重获了50%的肌肉力量。其为轻度体力劳动类型，通过上述公式可以算出其功能恢复百分比为21.5%，预计重返工作还需要6～10周。

# 附录E  专业术语缩略词英汉对照

| | | |
|---|---|---|
| AAROM | active assisted range of motion | 主动辅助活动训练 |
| ABER | abduction external rotation | 外展外旋 |
| ABG | arterial blood gases | 动脉血气 |
| ABI | arterial brachial index | 踝臂指数 |
| ACCP | American College of Chest Physicians | 美国胸科医师学会 |
| ACDF | anterior cervical discectomy and fusion | 颈椎前路椎间盘切除融合术 |
| ACL | anterior cruciate ligament | 前交叉韧带 |
| ACTH | adrenocorticotropic hormone | 促肾上腺皮质激素 |
| ADL | activity of daily living | 日常生活能力 |
| ADP | adenosine diphosphate | 二磷酸腺苷 |
| ADR | adverse drug reaction | 药物不良反应 |
| ALL | anterior longitudinal ligament | 前纵韧带 |
| ALPSA | anterior labroligamentous periosteal sleeve avulsion | 前盂唇骨膜袖套样撕脱 |
| AP | anterior posterior | 前后位 |
| APAP | acetaminophen | 对乙酰氨基酚 |
| ARDS | acute respiratory distress syndrome | 急性呼吸窘迫综合征 |
| AROM | active range of motion | 主动活动范围 |
| ASA | American Society of Anesthesiologists | 美国麻醉师协会 |
| ASA | aspirin (acetylsalicylic acid) | 阿司匹林（乙酰水杨酸） |
| ASIA | American Spinal Injury Association | 美国脊柱损伤协会 |
| ATLS | advanced trauma life support | 高级创伤生命支持 |
| AVP | aortic valve prosthesis | 主动脉瓣人工瓣膜 |
| BBFA | both bone forearm | 前臂双骨 |
| BP | blood pressure | 血压 |
| CAM | controlled ankle movement | 有限制的踝关节活动 |
| CBC | complete blood count | 全血细胞计数 |
| CHF | congestive heart failure | 充血性心力衰竭 |
| CMC | carpometacarpal joint | 腕掌关节 |
| CMN | cephalomedullary nail | 股骨近端髓内钉 |
| CP | compartment pressure | 骨筋膜室压力 |
| CPK | creatine phosphate kinase | 磷酸肌酸激酶 |
| CR | complete remission | 完全缓解 |
| CR | control release | 缓释 |
| CR | cruciate retaining | 保留交叉韧带 |
| CRP | C-reactive protein | C反应蛋白 |
| CRPP | closed reduction percutaneous pinning | 闭合复位经皮克氏针固定 |
| CS | compartment syndrome | 骨筋膜室综合征 |
| CTA | computed tomography angiography | CT血管造影 |
| CT C/A/P | CT of chest, abdomen and pelvis | 胸部、腹部、盆部 CT 扫描 |
| CTO | cervico-thoracic orthoses | 颈胸支具 |
| CVA | cerebrovascular accident | 脑血管意外 |
| CXR | chest X-ray | 胸部X线 |
| DEXA | dual X-ray absorptiometry | 双能量X线吸收仪 |
| DHEA-S | dehydroepiandrosterone sulfate | 硫酸脱氢表雄酮 |

| | | |
|---|---|---|
| DIP | distal interphalangeal joint | 远侧指间关节 |
| DISH | diffuse idiopathic skeletal hyperostosis | 弥漫性特发性骨质增生症 |
| DM | diabetes mellitus | 糖尿病 |
| DPC | delayed primary closure | 延迟一期闭合伤口 |
| DVT | deep vein thrombosis | 深静脉血栓 |
| E2 | estradiol | 雌二醇 |
| ECG | electrocardiogram | 心电图 |
| EMG | electromyography | 肌电图 |
| ER | external rotation | 外旋 |
| ESR | erythrocyte sedimentation rate | 红细胞沉降率 |
| EUA | evaluation under anesthesia | 麻醉下评估 |
| Ex-Fix | external fixator | 外固定 |
| FAST | focused assessment with sonography in trauma | 创伤超声重点评估 |
| FDP | flexor digitorum profundus tendon | 指深屈肌腱 |
| FDS | flexor digitorum superficialis tendon | 指浅屈肌腱 |
| FES | fat embolism syndrome | 脂肪栓塞综合征 |
| FFP | fresh frozen plasma | 新鲜冰冻血浆 |
| FOOSH | fall on outstretched hand | 上肢在伸展位跌倒 |
| FPL | flexor pollicis longus muscle tendon | 拇长屈肌腱 |
| FROM | full range of motion | 全范围关节活动 |
| FSH | follicle stimulating hormone | 卵泡刺激素 |
| FWB | full weight bearing | 完全负重 |
| GCS | Glasgow coma scale | 格拉斯哥昏迷评分 |
| GH | growth hormone | 生长激素 |
| GSW | gun shot wound | 枪战伤 |
| GT | great tuberosity | 肱骨大结节 |
| HAGL | humeral avulsion of the glenohumeral ligament | 盂肱韧带肱骨侧撕裂 |
| Hb | hemoglobin | 血红蛋白 |
| HO | heterotopic ossification | 异位骨化 |
| HR | heart rate | 心率 |
| HTN | hypertension | 高血压 |
| ICU | intensive care unit | 重症监护治疗病房 |
| I&D | irrigation & debridement | 灌洗清创术 |
| IGF | insulin-like growth factor | 胰岛素样生长因子 |
| IL-6 | interleukin-6 | 白介素-6 |
| IMN | intramedullary nail | 髓内钉 |
| INR | international normalized ratio | 国际标准化比率 |
| IPC | intermittent pneumatic compression | 间隙充气加压装置 |
| IP | interphalangeal joint | 指间关节 |
| iPTH | intact parathyroid hormone | 全段甲状旁腺激素 |
| IR | internal rotation | 内旋 |
| ISIS | instability severity index score | 不稳定严重指数评分 |
| ISS | injury severity score | 损伤严重度评分 |
| IVC | inferior vena cava | 下腔静脉 |
| IV | injectio venosa | 静脉注射 |
| KD | knee dislocation | 膝关节脱位 |

| | | |
|---|---|---|
| LCL | lateral collateral ligament | 外侧副韧带 |
| LEAP | lower extremity assessment project | 下肢评估项目 |
| LH | luteinizing hormone | 黄体雌激素 |
| LMWH | low molecular weight heparin | 低分子肝素 |
| LUCL | lateral ulnar collateral ligament | 外侧尺骨副韧带 |
| MAP | mean arterial pressure | 平均动脉压 |
| MCL | medial collateral ligament | 内侧副韧带 |
| MCP | metacarpophalangeal joint | 掌指关节 |
| MED | morphine equivalent does | 吗啡等效剂量 |
| MESS | mangled extremity severity score | 毁损肢体严重程度评分 |
| MIPO | minimally invasive plated osteosynthesis | 微创钢板固定技术 |
| MM | multiple myeloma | 多发骨髓瘤 |
| MRA | magnetic resonance angiography | 磁共振血管造影 |
| MRI | magnetic resonance imaging | 磁共振成像 |
| MSK | musculoskeletal | 肌肉骨骼 |
| MT | metatarsus | 跖骨 |
| NCS | nerve conduction study | 神经传导功能检查 |
| NSAID | nonsteroidal anti-inflammatory drug | 非甾体抗炎药 |
| NWB | non weight bearing | 非负重 |
| OAC | new oral anticoagulant | 口服抗凝剂 |
| OATS | osteochondral autograft transfer system | 骨软骨自体移植系统 |
| OCD | occipitocervical dissociations | 枕颈分离 |
| ORIF | open reduction internal fixation | 切开复位内固定 |
| PCA | patient controlled analgesia | 患者自控镇痛 |
| PCL | posterior cruciate ligament | 后交叉韧带 |
| PE | pulmonary embolism | 肺栓塞 |
| PIP | proximal interphalangeal joint | 近侧指间关节 |
| PLL | posterior longitudinal ligament | 后纵韧带 |
| PLT | platetet | 血小板 |
| PMMA | polymethyl methacrylate | 聚丙烯酸甲酯 |
| PO | per os | 口服 |
| PPI | proton-pump inhibitor | 质子泵抑制剂 |
| PRBC | packed red blood cell | 浓缩红细胞 |
| PRN | pro re nata | 必要时 |
| PROM | passive range of motion | 被动活动范围 |
| PSIF | pedicle screw internal fixaiton | 椎弓根螺钉内固定 |
| PS | posterior stabilized | 后方稳定 |
| PVD | peripheral vascular disease | 外周血管疾病 |
| RBBB | right bundle branch block | 右束支传导阻滞 |
| ROM | range of motion | 活动范围 |
| rTSA | reverse total shoulder replacement | 反式全肩关节置换 |
| SAC | short arm cast | 短臂支具 |
| SCD | sternoclavicular dislocation | 胸锁关节脱位 |
| SCI | spinal cord injury | 脊髓损伤 |
| SC | subcutaneous | 皮下注射 |
| SHS | sliding hip screw | 滑动髋螺钉 |

| SNRI | serotonin-norepinephrine reuptake inhibitors | 选择性5-羟色胺-去甲肾上腺素重吸收抑制剂 |
|------|-----------------------------------------------|------------------------------------------|
| SPEP | serum protein electrophoresis | 血清蛋白电泳 |
| STD | scapulothoracic dissociation | 肩胛胸壁分离 |
| STIR | short tau inversion recovery | 短时间反转恢复序列（脂肪抑制） |
| TAD | tip-apex distance | 尖顶距 |
| TARPO | trans-articular approach and retrograde plate osteosynthesis | 经关节入路逆行钢板固定技术 |
| TCA | tricyclic antidepressants | 三环类抗抑郁药 |
| TDWB | touch down weight bearing | 着地负重 |
| TEA | total elbow arthroplasty | 全肘关节置换 |
| TEN | transcutaneous electrical nerve stimulation | 经皮电神经刺激 |
| THA | total hip arthroplasty | 全髋关节置换 |
| THR | total hip replacement | 全髋关节置换 |
| TIA | transient ischemic attack | 短暂性脑缺血发作 |
| TKA | total knee arthroplasty | 全膝关节置换 |
| TLSO | thoracolumbosacral orthosis | 胸腰骶支具 |
| TMT | tarsometatarsal joint | 跖跗关节 |
| TSA | total shoulder arthroplasty | 全肩关节置换 |
| TTP | tender to palpation | 触痛 |
| TTWB | toe touch weight bearing | 趾触负重 |
| UPEP | urine protein electrophoresis | 尿液蛋白电泳 |
| VCF | vertebral compression fracture | 椎体压缩性骨折 |
| VKA | vitamin K antagonist | 维生素K拮抗剂 |
| VTE | venous thromboembolism | 静脉血栓栓塞症 |
| WBAT | weight bearing as tolerated | 可以忍受负重 |
| WBBS | whole body bone scan | 全身骨扫描 |
| WBC | white blood cell | 白细胞计数 |